Samuel Hahnemann Samuel Hahnemann

Ravi Roy
Carola Lage-Roy

HOMÖOPATHISCHER RATGEBER

AIDS

Lage & Roy

Impressum „Homöopathischer Ratgeber“
Aids

Hörnleweg 36, 82418 Murnau
Tel.: 08841/4455; Fax: 08841/4298
September 1999

ISBN-3-929108-07-0

Inhaltsverzeichnis

I. Die Hintergründe von Aids 13

Das Virus 13
Die Dramatik der Aids-Geschichte 14
Das Todesurteil 19

Das Aids-Virus und der HIV-Test 23

Die Aids-Diagnose und der Aids-Test 29

Die Ursprünge von Aids 36

Die Vorgeschichte 42

Die Theorien über Aids 49

Die herkömmliche Behandlung von Aids 56

Die Aids-Impfung und das Aids-Virus 60

Die Schwierigkeiten der Aids-Kranken 68

II. Therapie

Die alternativen Methoden 75

Die Wirkungsweise der Homöopathie 80
Die miasmatischen Hintergründe 82
Eine Klarstellung der Homöopathie 85

Die allgemeinen Maßnahmen 88

Die homöopathischen Möglichkeiten 90

Die geistige, seelische und allgemeine Problematik des Aids-Patienten 92
Calcium carbonicum 92
Calcium phosphoricum 93
Calcium silicata 94
Calcium sulfuricum 94
Sulfur 95

Die Detoxifikation 97
Die Ausleitung 97
Das Antidotieren 98
Hyperthyreose 99
Thymus 99
Niere 99
Pestizide, Insektizide und Radioaktivität 99

Die Aufbautherapie 100
China 100
Carbo vegetabilis 100
Hydrastis 101
Chelidonium majus 101
Carduus marianus 102
Cocculus 102
Vanadium metallicum 102
Avena sativa 103
Alfalfa-Tonikum 103

Die Behandlung der Krankheiten, die Aids begleiten 104
Darmparasiten 104

Die Behandlung von Zwischeninfektionen 105
Ein Fallbeispiel 105
Schlußwort 106
Begriffserklärungen 107
Literaturverzeichnis 111

VORWORT

„Truth is stranger than fiction“ lautet ein englisches Sprichwort. Die Wahrheit ist oft noch unglaublicher als eine erfundene Geschichte.

Genauso unglaublich ist die Wahrheit über Aids. Es wurde kaum jemals in der Geschichte der Menschheit soviel Unwahrheit als absolute Wahrheit verkauft wie in den 15 Jahren, seit das Wort Aids erfunden wurde.

Wir alle brauchen Wahrheit, sie ist die Grundlage unseres Lebens. Wenn wir etwas Gutes als wahr erkennen, haben wir alle einen Vorteil indem wir den richtigen Nutzen daraus ziehen. Besonders wichtig ist für uns, daß diese Wahrheit Sicherheit und Schutz bietet. Wenn Aids die schlimmste aller Seuchen wäre und, schlimmer noch, man keinerlei Überlebenschancen hätte, dann wäre das schrecklich. Wenn Aids aber eine Fiktion, eine erfundene Geschichte wäre und die richtige Wahrheit etwas ganz anderes, dann könnte jeder wieder aufatmen.

Wo sind die vorhergesagten 75 Millionen Aids-Fälle? Die Frage sollte uns nachdenklich stimmen, denn es konnten ja wirksame Schutzmaßnahmen bisher weder gefunden noch eingesetzt werden, da sich die sogenannte Aids-Impfstoff-Forschung als Fehlschlag erwiesen hat.

Hier geht es nicht darum, daß Impfmaßnahmen generell das Leid der Menschheit um ein Vielfaches vermehren, sondern um die Vorhersagen, die aufgrund angeblicher Tatsachen getroffen und errechnet worden sind, und um die Aussage: „Die Menschheit ist der schlimmsten Seuche, die jemals gewütet hat, schutzlos ausgeliefert.“ Entweder stimmen die Berechnungen oder die angeblichen Tatsachen nicht. Es soll zwar jetzt in China angeblich 200 Millionen Aids-Fälle geben, aber wer soll sie überprüfen? Wie Sie später sehen werden, sind die

Kriterien für eine Aids-Diagnose äußerst willkürlich. Tatsache heute ist, daß Aids in Deutschland abnimmt.

Als erstes wollen wir uns die Grundlage der Prognoseberechnungen anschauen. Aber die Endberechnung wird nur dann stimmen, wenn die Grundfaktoren richtig sind. Als Grundlage werden folgende Kriterien genommen:
1) die unfehlbare Ansteckung durch das Aids-Virus
2) ein potentiell gefährdeter Personenkreis und
3) die lange Latenzzeit
Alle drei Punkte stimmen in dieser Form nicht mit der Realität überein und man sieht sich zwangsläufig mit einigen Fragen konfrontiert.
Wer hat Interesse, solche Fehlinformationen zu verbreiten?
Wollen wir nicht alle das Beste für die Menschheit?
Was ist das Beste?
Für den Hersteller von Impfstoff ist es das Beste, wenn jeder Mensch jede Impfung regelmäßig erhält. Voraussetzung dafür ist natürlich, daß es möglichst viele Infektionskrankheiten gibt oder zumindest die Angst davor so groß ist, daß der gesunde Menschenverstand ausgeschaltet wird. Es trifft sich auch gut, daß niemand etwas Genaueres über die wahre Natur der Krankheiten und speziell über Aids weiß. Lassen wir uns eine Geschichte erzählen, die vielleicht gar nicht so weit an der Wahrheit vorbeigeht.

In der Galaxie namens Sahnestraße befand sich das Sonnensystem Amelios, und dazu gehörte der Planet Blaues Wunder. Ein schöner Planet, jedoch waren seine Bewohner außergewöhnlich stur. Im Jahre 5 000 300 001 hielten sie sich für besonders intelligent und kultiviert, und dennoch verursachten sie die größte Katastrophe, die es jemals gegeben hatte, einen Krieg der Sterne, der unendliches Leid über sie brachte. Dadurch wachgerüttelt, fingen sie an, nach der

Schuld zu fragen, ihre eigene Verantwortung zu erkennen und es besser zu machen. Die Wesen bemühten sich sehr, doch waren auf dem ganzem Planeten die gleichen Leute an der Macht geblieben wie vorher. Nach außen sah es zwar so aus, als hätten Reformer die Oberhand, aber deren Macht war in Wirklichkeit gering. Die Herrschenden hatten Organisationen zum Wohle ihrer Machtausübung gegründet. Diese Organisationen gaben sich durch gute Vorsätze, die sie propagierten, den Anschein der Glaubwürdigkeit und wurden dadurch hoch angesehen. Im Namen von Wissenschaft und Forschung setzten sie nun ihre Pläne durch.

Nur eine Handvoll mutiger Wesen durchschaute diese Maskerade und versuchte, die Wahrheit ans Licht zu bringen. Sie wurden als verrückt hingestellt und der Lächerlichkeit preisgegeben und waren damit keine Gefahr mehr für die finsteren Mächte. Wenn sie doch gefährlich wurden, erlitten sie meistens den Tod, wie zum Beispiel der Präsident eines großen Staates, der fest entschlossen war, gegen die geheimen Machthaber zu kämpfen, und so mußte auch er sterben. Andere saßen Jahre oder Jahrzehnte im Gefängnis.

Im Jahre 5 000 300 031 setzten sich die herrschenden Mächte zusammen, um die Ausführung eines schon seit langem vorbereiteten Planes zu besprechen. Der erste unter ihnen sprach: „Die Zeiten sind schlecht, die natürlichen Infektionskrankheiten werden nicht mehr lange existieren. Auch mit Impfungen und Antibiotika können wir sie nicht erhalten. Was wir brauchen, ist eine neue Seuche."[1)]

„Denken Sie an Bio-warfare?" fragte einer.

„Natürlich nicht, zu gefährlich, und lohnt sich auch nicht."

Ein anderer schlug vor: „Nehmen wir doch eine existierende Situation und bauen eine glaubwürdige Geschichte drumherum."

„Wir brauchen ein neues Virus."

„Dann nehmen wir ein Retrovirus", sagte der zuständige Molekularbiologe.

[1)] Die Forschung vieler zeigen, wie Impfungen und Antibiotika das Immunsystem grundlegend und chronisch schwächen und die Menschen vielfach anfälliger machen (siehe Literatur-/Quellenverzeichnis).

„Was ist denn das?“
„Das ist in Wirklichkeit gar kein Virus. Es ist nur ein Eiweißteilchen, das bei einem physiologischem Prozeß, der reversen Transkriptase, entsteht.“
„Um so besser. Wenn es gar nicht existiert, ist die Verwirrung desto größer. Irgendwann werden findige Forscher dahinter kommen, daß dieses Virus nicht existiert und es an die große Glocke hängen. Doch die anderen werden der Wahrheit keinen Glauben schenken, denn für sie ist das zu weit hergeholt. Wir haben dann durch die Diskussion wieder frischen Aufwind, und auch ein Name steht für die neue Krankheit schon bereit: Aids.“
„Wir sollten auch vorsorglich etwas schlechtes Licht auf die Impfungen werfen.“
„Wie denn das?“
„Wir wissen, daß bei der Herstellung von Impfseren Unreinheiten unvermeidlich sind. Also werden wir durchsickern lassen, daß versehentlich Impfstoffe mit dem Aids-Virus verseucht worden wären. Aber das sagen wir erst in 30 Jahren, weil das Virus eine Latenzzeit von mindestens zehn Jahren besitzen soll. Die ersten Aids-Fälle werden im Jahr 5 000 300 043 planmäßig ausbrechen.“
„Und wo sollen wir das ganze Affentheater inszenieren? Wer sind die Hauptdarsteller ?“
„Dafür nehmen wir Akrifa. Der Kontinent ist weit weg und keiner kennt sich dort aus. Die Hauptakteure werden Affen sein. Es gibt sogar gebildete Menschen, die solche Fragen stellen wie: ‚Gibt es Eiscreme in Zantania?‘ Was weiß man überhaupt von dem, was in Akrifa läuft? Gar nichts!“
„Und welche Affen sollen wir nehmen?“
„Nehmen wir doch die grünen Meeraffen. Das hört sich exotisch an.“
„Als Gegengewicht sollte auch die Nachricht verstreut werden, daß Versuchskandidaten im Rahmen eines riesigen Testprogramms mit dem Aids-Virus absichtlich verseucht worden seien.

Die Schuld daran geben wir dann dem Oktagon.“
„Natürlich brauchen wir dafür eine renommierte Fachzeitschrift, der auch kritische Zeitgenossen Glauben schenken.“
„Ich würde entweder "Die wunderbare Wissenschaft" oder "Die unglaubliche Wissenschaft" vorschlagen. Beide Zeitschriften sind uns hörig, ohne es zu wissen.“
„Sie sollen ab sofort die wichtigsten Artikel über alle Zweige der Wissenschaft veröffentlichen und sich sehr kritisch zeigen. Die Redaktion muß einen Artikel auch mal ablehnen oder erst akzeptieren und dann zerpflücken.“

Achtzehn Jahre später: „Wie läuft das Geschäft?“
„Sehr gut! Die Leute glauben, daß das Aids-Virus höchst ansteckend sei und niemand davor sicher sein könne. Die Infizierten erleiden in kürzester Zeit den Exitus.“
„Die Sicherheit, daß Aids tödlich ist, haben wir psychologisch plausibel verkaufen können, unterstützt durch ein zellzerstörendes Medikament, von dem erklärt wird, daß es die einzige lebensverlängernde Maßnahme darstelle und vielleicht sogar lebensrettend sei. Um zu dokumentieren, wie ernst die Situation ist, haben wir auch angefangen, in einem befreundeten Staat ein Internierungslager für Aids-Kranke aufzubauen. Auf einer Insel sollen alle Aids-Positiven bzw. Aids-Verdächtigen gesammelt werden, damit sie andere nicht gefährden können. Die bleiben da so lange, bis sie die volle Aids-Therapie durchlaufen haben und bereit sind, ihr Leben zu ändern, das heißt bis zu ihrem Ende.“

Es fällt uns schwer, eine solche Geschichte im Jahre 1999 zu glauben. Wir leben nicht mehr im Mittelalter, sondern bald im 21. Jahrhundert. Wenn wir den Ernst der Lage erkennen, können wir genügend Kraft aufbringen, um einzeln oder gemeinsam viel mehr Freiheit zu gewinnen als bisher.

Wie bedrohlich die Lage wirklich ist, kann uns vielleicht die folgende oft zitierte wahre Geschichte verdeutlichen:
Ein junger Kubaner vergaß immer wieder, wo er seinen Autoschlüssel hingelegt hatte. Deswegen mußte er einmal zu Fuß einen Arzttermin im Krankenhaus wahrnehmen, und er kam zu spät. Als der Arzt dies hörte, untersuchte er ihn sofort auf Aids und diagnostizierte ihn als HIV-positiv (über den Begriff HIV-positiv werden wir noch ausführlich berichten). Er stellte eine Aids-Demenz (Verblödung) fest und riet ihm sofort mit der Aids-Therapie mit AZT anzufangen. Das war zu einer Zeit, als gerade über Aids-Demenz viel in den Medien verbreitet wurde. Als Grundlage diente die unbewiesene „Tatsache“, wonach die Aids-Viren ins Gehirn eindringen und dort die Zellen zerstören.

Noch ergreifender ist die Geschichte von einem Aids-Kranken, der die Vorhersage „Tod innerhalb von 6 bis 24 Monaten“ nicht einfach hinnehmen wollte und einen alternativen Weg zur Gesundheit suchte. Als es ihm deutlich besser ging, kam er wieder zu seinem Arzt, um ihm davon zu berichten. Doch der Arzt sagte ihm voller Mitleid, er litte höchstwahrscheinlich an Aids-Demenz und deswegen würde er sich einbilden, daß es ihm besser ginge.

Diese Geschichten sind bizarr.
Jeder muß natürlich die Verantwortung für sich selber übernehmen. Doch die Verbreitung der Wahrheit über Aids kann vielen Menschen behilflich sein, ihre Verantwortung zu tragen.

I. Hintergründe über Aids

Das Virus

Jemand will ein Produkt verkaufen. Er bedient sich einer Lobby und wendet folgende Taktik an: Das Produkt wird als seriös und glaubwürdig angepriesen, Produkte der Konkurrenz werden schlechtgemacht. Der Mensch ist ein sehr gefühlsbetontes Wesen, und er wird dadurch leicht zum Spielball seiner Gefühle. Damit ihm keine Zweifel kommen sollen, müssen seine Gefühle über den Intellekt bestätigt werden. Der nächste strategische Schritt besteht darin, eine Hypothese über das Produkt als Tatsache im Bewußtsein der Menschen zu verankern.
Die „Tatsache" wird „wissenschaftlich" belegt, um ihr eine scheinbar solide Basis zu verschaffen. Erfolgsstorys und verheißungsvolle Aussichten werden verbreitet. Noch sei es allerdings nicht so weit, denn die exakten Bedingungen seien noch nicht erfüllt.

Untersucht man die Grundlagen dieser „Tatsache", stellt sich heraus, daß sie einer Prüfung nicht standhalten können. Es ist nur ein perfekt aufgebautes Spiel, wie es der Zauberer seinem Publikum bietet.

In der Folgezeit erweisen sich die angeblichen Erfolge als flüchtig, und es wird kein befriedigender Zustand erreicht. Nun heißt es in den Versprechungen, mit besserer Technik und verstärktem Einsatz könne man den Erfolg intensivieren und das Leben verlängern. Zugleich wird jeder Kritiker, der die wirklichen Tatsachen und die Grundlagen darstellen will, als unglaubwürdig hingestellt. Wie man das macht? Die Strategien und Taktiken sind zahlreich. Angst ist zum Beispiel ein wirkungsvolles Mittel.Durch die modernen Medien werden Bilder dieser Scheinwelt schnell in der Öffentlichkeit verbreitet, und bald weiß keiner mehr, was Schein und was Wirklichkeit ist.

Wenn uns ein Bergsteiger vorschwärmt, wie schön es auf dem Mount Everest war, und wenn wir dieses beglückende Gefühl ebenfalls erleben wollen, dann können wir zwar eine Bergbesteigung im Simulator nachahmen oder im Fernsehen anschauen, aber es ist nur nachempfunden.
Um das Echte zu erleben, müssen wir den Berg selbst besteigen. Theoretisch kann das zwar jeder Mensch tun, doch er muß Voraussetzungen dafür erfüllen. Eine Voraussetzung ist jahrelanges Training, um Körper, Geist und Seele fit zu machen.
Allerdings besteht die Möglichkeit, die Werte zu vertauschen. Man könnte behaupten, der Mount Everest sei das Allerletzte und das Erlebnis am Simulator sei das höchste erstrebenswerte Ziel. Man könnte mit dem Satz „Willst du dir etwa dein Genick brechen?" den Wunsch eines potentiellen Mount-Everest-Besteigers im Keim ersticken.
Auf ähnliche Weise, besonders wenn man genügend Gefühlsintensität hineinbringt, kann man fast jeden Menschen demotivieren. Das trifft nicht nur bei Aids zu, sondern bei allen Darstellungen der Scheinwelt. Wir wollen hier die „Tatsachen" über Aids betrachten. Die Angst vor Seuchen sitzt tief im Menschen. Auch wenn gezeigt werden kann, daß die Ursachen immer in der Nichtbeachtung ganz einfacher und normaler Gesundheitsregeln und -prinzipien liegen, hat diese Angst immer noch genügend Kraft, um die Vorspiegelungen der Scheinwelt glaubwürdig erscheinen zu lassen.

Die Dramatik der Aids-Geschichte

Los Angeles 1981: Die Medizin steht vor einem Rätsel. Wie kommt es, daß fünf kräftige junge Männer trotz bester Pflege an einem völlig harmlosen Infekt gestorben sind, zwei darunter in extrem kurzer Zeit?

Es ist keine Neuigkeit, daß bei bestimmten Menschen harmlose Viren höchst virulent werden und zum Tode führen können. Dies ist schon länger beobachtet worden, zum Beispiel bei Krebskranken, stark Unterernährten oder bei Menschen, die sich einer immunsuppressiven Therapie unterzogen haben. Das Wort immunsuppressiv spielt, wie wir später noch sehen werden, bei Aids eine bedeutende Rolle.

Angeblich erfüllte keiner der fünf Männer die obengenannten Voraussetzungen. Bald entdeckten die Fahnder jedoch einen gemeinsamen Nenner. Alle fünf hatten ein stark geschwächtes Immunsystem, vorher jedoch sollen sie laut den Erhebungen eines Medizinergremiums völlig gesunde, kräftige junge Menschen gewesen sein, die unter keiner schweren Krankheit gelitten hatten. Im offiziellen Krankheitsbericht heißt es: Die Personen starben an Pneumocystis-carinii-pneumonie (PCP), einer sehr seltenen Art von Lungenentzündung, die fast ausschließlich bei Menschen vorkommt, deren Immunsystem so stark unterdrückt ist, daß es nicht mehr reagiert. Diese fünf Männer waren jedoch vorher gesund, ohne daß die dahinterliegende Immunschwäche klinisch sichtbar gewesen wäre. Das ist etwas Außergewöhnliches.
Alle fünf waren homosexuell. Also wurde ein Zusammenhang mit ihrer Lebensweise bzw. mit sexuell übertragbaren Krankheiten (STD, sexually transmitted disease) und mit PCP vermutet. Alle fünf waren auch an einer Cytomegalie-Virusinfektion (CMV) erkrankt bzw. hatten diese kürzlich durchgemacht. Es konnten jedoch keine endgültigen Schlüsse auf die Todesursache gezogen werden, da nicht genügend Informationen über die zelluläre Immunfunktion (CIF, cellularimmunefunction) bei gesunden homosexuellen Männern mit oder ohne CMV-Antikörper vorlagen.
Während des Zeitraums ihrer Erkrankung von Oktober 1980 bis Mai 1981 wurden die fünf Männer in drei verschiedenen Krankenhäusern behandelt und gründlich untersucht. PCP wurde bei allen diagnosti-

ziert und behandelt, zusätzlich litten alle an Candida-Infektionen, drei litten seit zwei bis fünf Monaten unter Fieber und Atembeschwerden und zwei hatten erhöhte Leberwerte.

Dieser Bericht wurde am 5. Juni 1981 vom Center for Disease Control (CDC, Zentrum zur Krankheitskontrolle im amerikanischen Gesundheitsministerium) veröffentlicht mit der Empfehlung, Homosexuelle mit Atemnot und Lungenentzündung genauer zu beobachten. Es scheine eine Auflösung der zellulären Immunfunktion vorzuliegen, wodurch opportunistische Infektionen mit Pneumocystis und Candida möglich seien.

Am 28. August 1981 gab das CDC den Bericht *Morbiditiy and Mortalitiy* (Erkrankung und Tod) heraus, in dem 21 ähnliche Fälle vorgestellt wurden. Zu den PCP-Erkrankungen kamen noch Fälle mit Kaposi-Sarkom. Es wurde also zu diesem neuen Immundefekt noch eine ganz andere Krankheit hinzugenommen, nur weil manche der PCP-Kranken auch an Kaposi-Sarkomatose litten. Man vermutete deswegen, PCP und Kaposi-Sarkomatose hätten dieselbe Ursache. Diese Annahme ist aus molekular-biologischer Sicht unmöglich und wäre vielleicht sogar witzig, wenn sie nicht solche verheerenden Folgen gehabt hätte. Tatsächlich werden auch in der Homöopathie viele verschiedene Krankheiten aus der Sicht einer fundamentalen Ursache erläutert, jedoch nicht ohne Berücksichtigung der anderen auslösenden Faktoren wie Lebensweise, Umgebung, Familie, Erziehung usw. Eine bestimmte Kombination von Faktoren, denen eine bestimmte Ursache zugrunde liegt, kann deshalb in einem Fall eine Hautkrankheit, in einem anderen Fall eine Lebererkrankung nach sich ziehen.
Doch zurück zur Geschichte: Die erste, grundlegende Verdrehung der Tatsachen liegt in der Behauptung, alle diese dubiosen Erkrankungsfälle würden „vorher gesunde homosexuelle Männer“ betref-

fen. Außerdem wurde behauptet, daß das Auftreten von PCP bei Menschen, die nicht durch die vorher aufgeführten Krankheiten oder Therapien immunsuppressiviert seien, höchst ungewöhnlich sei. Diese halbwahre Aussage führt in die Irre, denn PCP tritt z.B. auch bei stark unterernährten Kindern auf.
Zur Feststellung „vorher gesund" ist manches zu sagen. Wir können in dem Bericht sehen, daß mehrere oder sogar alle im folgenden aufgezählten Tatsachen auf die Aids-Erkrankungen zutrafen.
Wir finden folgende Faktoren in der Vorgeschichte:

- verschlepptes Fieber, Husten und Atemnot;
- bestehende oder durchgemachte CMV-Infektion;
- hohe Leberwerte;
- durchgemachte Hepatitis B;
- Geschlechtskrankheiten (sie können, wenn sie mit hohen Dosen Antibiotika behandelt werden, immunsuppressiv wirken);
- Drogenmißbrauch (Nitroverbindungen zum Inhalieren sind sehr immunsuppressiv);
- Candidiasis;
- vorhergehende oder bestehende Krankheiten wie Leukopenie, Morbus Hodgkin;
- Behandlung mit Cortison und anderen toxischen Medikamenten (z.B. TMP/SMX);
- Bestrahlung.

Dies alles wirkt immunsuppressiv bzw. schädigt das Immunsystem. Dabei erscheint die Definition von Gesundheit, wie sie hier gebraucht wurde, merkwürdig. Bevor wir fortfahren, ist es wichtig, den Begriff Gesundheit näher zu betrachten und die Folgerungen der landläufigen Definition sowie die Tragweite dieser Denkweise zu bedenken. Die WHO (World Health Organisation, Weltgesundheitsorganisation) definiert Gesundheit *als körperliches, geistiges und soziales Wohlbefinden*. Das IAA (Internationales Arbeitsamt) ergänzte diese

Definition später um das *berufliche Wohlbefinden*. Im Roche-Lexikon der Medizin sieht die Definition folgendermaßen aus: *normales Aussehen, Verhalten und Befinden, d.h. das subjektive Fehlen körperlicher und seelischer Störungen bzw. die Nichtnachweisbarkeit entsprechender krankhafter Veränderungen*. Ein deutsches Wörterbuch sagt: *Zustand des Gesundseins, Wohlbefindens und der Leistungsfähigkeit.*
Und zum Schluß ein englisches Wörterbuch: *Zustand eines Organismus, wenn er normal funktioniert ohne Krankheit und Anomalität. Optimale Funktion, frei von Krankheit und Anomalität, Wohlbefinden, Fortschritt.*
Bei den aufgeführten Definitionen wird schnell klar, daß wir vielen Schwierigkeiten begegnen, wenn wir auf dieser Basis fortfahren.

In der Definition der WHO fehlt zwar das *seelische Wohlbefinden,* trotzdem ist diese Definition noch am neutralsten. Nur handelt man leider nicht entsprechend, um das soziale, geistige und körperliche Feld so zu gestalten, daß der Mensch sich wohl fühlt.
Gehen wir von dem Begriff *normal* aus, geraten wir in erhebliche Schwierigkeiten. Nur ein Beispiel, um dies zu verdeutlichen: Ein Soldat mit gut funktionierendem Körper und Geist wird dazu beordert, seine Brüder und Schwestern zu töten. Können wir das als normal betrachten? Was ist die Norm? Ein Wert der Statistik?
Weil über 70% der Frauen Schmerzen während der Periode haben, ist das als normal bezeichnet worden. Aber ist es wirklich normal?
Jedes Land, jede Landschaft, jede Gemeinschaft, jede Person hat ihre eigene Norm. Was uns nicht gefällt, d.h. unser Wohlbefinden beeinträchtigt (nach WHO-Definition uns krank macht), lehnen wir ab. Es ist nicht normal für uns. Wenn eine Sache weit verbreitet und angeblich unvermeidbar ist, geben wir uns irgendwann damit zufrieden. Wenn es für eine Sache scheinbar eine gute Erklärung gibt, findet man sich damit ab.

Die wahre Definition von *Gesundheit*, wie sie viele Menschen in ihrem Herzen hegen, könnte Angstgefühle auslösen. Sind wir doch mehr oder weniger überzeugt, daß dies oder jenes nicht möglich sei. Und erst recht sei es unmöglich, größere Ziele erreichen zu wollen. „Lebe nicht in einer Traumwelt!“, heißt es dann.
Es ist wahr, wir leben in einer Realität, die wir uns mit ihrer Schreckensgestalt selbst geschaffen haben. Wenn wir gesund werden wollen, müssen wir alles das in uns ändern, was diesen Schrecken erzeugt. Davon abgesehen ist es ein Unterschied, ob wir in einer Traumwelt leben oder ob wir leben und handeln, um einen schönen Traum zu verwirklichen.

Auf dieser Basis könnten wir den Begriff Gesundheit ungefähr so formulierten:

> „Gesundheit ist die treibende Kraft in uns, die Aufbauendes, Konstruktives, Wohltuendes schafft, es in unserem Geist, unserer Seele und unserem Körper aktiviert und dadurch friedvoll auf unser Umfeld wirkt.“

Das Todesurteil

Nehmen wir einmal an, sie fühlen sich nicht wohl. In den letzten Monaten haben Sie kürzere oder längere Perioden von Niedergeschlagenheit, Depression und Entkräftung durchlebt. Sie sind auch immer wieder akut erkrankt. Sie können Ihr bisheriges Leben, wenn es Ihnen überhaupt einen Lebenssinn gegeben hat, nur noch selten an guten Tagen führen. Nach einer gründlichen Untersuchung stehen Sie vor Ihrem ärztlichen Berater und hoffen, daß Sie besseren Zeiten entgegengehen. „Hoffentlich sind die Werte in Ordnung, und ich werde bald wieder gesund.“

Der Arzt beginnt: „Es tut mir leid, Herr oder Frau X, da ist keine Hoffnung, Sie sind HIV-positiv. Nach dem derzeitigen Stand der Wissenschaft haben Sie noch etwa 6 bis maximal 24 Monate zu leben."

Sie fallen aus allen Wolken. Die Stimme dröhnt wie von weit her: „Wir können im Augenblick nicht viel für Sie tun. Wenn Sie die lebensverlängernden Medikamente AZT und Baktrim zur Verhinderung von Infektionen nehmen, kann Ihr Leben noch zwei Jahre dauern. Die Aids-Forschung macht jedoch rasante Fortschritte. Vielleicht wird in den zwei Jahren, in denen Sie mit AZT und Baktrim Ihr Aids in Schach halten, ein wirksameres Mittel entwickelt."

Sie befinden sich im Schockzustand, bar jeder Hoffnung. Ihre Seele schreit nach Hilfe, aber es gibt keine. Freunde und nahestehende Menschen haben größtes Mitleid mit Ihnen, aber sie raten Ihnen, Ihrem Arzt vertrauensvoll zu folgen. Wo Sie sich auch hinwenden, werden Sie mit dem gleichen Urteil konfrontiert. Völlig demoralisiert greifen Sie zu dem Strohhalm AZT, auch wenn Sie gehört haben, daß es ein ganz schlimmes Zellgift ist.

Vielleicht sträuben Sie sich zu Anfang oder nach einer Weile gegen das Urteil, dann werden Sie schnell als verrückt bezeichnet. Auch Ihre Angehörigen sind womöglich der Meinung, man solle den Anweisungen des Arztes unbedingt Folge leisten. Sie suchen trotzdem anderswo Rat und werden mitleidig betrachtet: „Der Arme! Mit einem Bein im Grab und hofft auf ein Wunder!"

Womöglich schaffen Sie es, aus diesem Bann auszubrechen und anderswo Hilfe zu finden. Doch nun müssen Sie aufpassen, daß Sie nicht verfolgt werden, weil Sie angeblich eine Gefährdung der sozialen und gesundheitlichen Sicherheit darstellen.

Zugegeben, es ist nicht einfach, richtige Hilfe zu finden. Die richtigen Helfer reden von ganz anderen Dingen: von gesundem Leben, naturgemäßer Lebensweise, richtiger Ernährung, von psychologischen und sozialen Faktoren usw. Auch wenn Sie sich von der Richtigkeit dieser anderen Therapie überzeugen könnten, müßten Sie doch durch den Gesundungsprozeß hindurch, die vielen Tiefs und Hochs durchleben. Die alte Lebensweise und das alte Umfeld werden wie ein Sog auf Sie wirken.

Es ist also nicht einfach, dem Todesurteil zu entkommen. Aber Sie können es schaffen und sich zu denen gesellen, die den Sieg bereits errungen haben.

Die Logik des Denkens „HIV gleich Aids“ hat verheerende Folgen. Schon allein die Behauptung, daß Aids eine tödliche Krankheit sei, verfehlt ihre Wirkung nicht. Kaum ein Mensch stellt diese „logische“ Schlußfolgerung in Frage, geschweige denn, daß jemand an die wirklichen Ursachen denkt. Es besteht Konsens, daß eine solche Krankheit nur durch ein hochgefährliches Virus verursacht sein kann. Also richtet auch die Forschung ihre ganze Suche auf ein Virus und dessen Bekämpfung. In der Zwischenzeit sterben die „Aids-Kranken“. Der regelmäßig eintretende und sichere Tod dieser Menschen verstärkt die Angst und läßt den Mythos wachsen.
Viele, die als HIV-positiv diagnostiziert werden, sind so demoralisiert, daß sie keinen Sinn mehr darin sehen, ihren Lebensstil zu ändern. Tausende sind gestorben, die es nicht besser wußten. Die wenigen, die gegen das Todesurteil Aids erfolgreich gekämpft haben, werden totgeschwiegen. Sie passen nicht ins Konzept. Offiziell gibt es keine Aids-Überlebenden. Aber es gibt ihrer viele!

So schreibt z.B. der ehemalige Aids-Kranke Michael Callen in seinem Buch „Surviving Aids“, wie er nicht nur gegen seine Krankheit kämpfen mußte, sondern gegen seine gesamte Umgebung. Als einer der betroffenen Homosexuellen wagte er es im Jahr 1982, die Ursachen für seine Krankheit in seiner Lebensweise zu suchen. Nachdem sein Artikel, den er zusammen mit Richard Berkowitz verfaßt hatte, in der Zeitschrift Native erschienen war und für eine negative Resonanz gesorgt hatte, lehnte es der Verleger kategorisch ab, jemals wieder etwas von ihm zu drucken.

Das Tragische an der Sache ist, daß die Mehrheit, die die HIV-These unterstützt, das herrschende Dogma unkritisch übernommen hat und fest davon überzeugt ist. Dagegen gibt es nur wenige, die Interesse daran haben, diese Unwahrheit am Leben zu erhalten. Die aber haben die Macht. Die anderen folgen ihnen im blinden Glauben nach dem Motto, was die Autorität da oben sagt, muß die absolute Wahrheit sein. Statt daß man sich selbst auf die Suche nach der Wahrheit begibt, egal wie ernüchternd und hart sie sein mag, läßt man sich lieber etwas vorbeten.

Das Aids-Virus und der HIV-Test

Nachdem das NIH (National Institute of Health, amerikanisches Gesundheitsinstitut) entschieden hatte, daß die von Aids Befallenen kerngesund waren, bevor sie plötzlich von einer tödlichen Krankheit erfaßt wurden, war der Weg freigegeben zur Jagd auf ein höchst gefährliches Virus. Die Forschungsgelder flossen in Strömen, das Virus wurde später HIV (human immunodeficiency virus, menschliches oder humanes Immunschwächevirus) genannt.

Mitte des Jahres 1981 brachte die Zeitschrift Native einen Bericht über die neue Krankheit, die ursprünglich GRID (Gay-related immune-deficiency, Homosexuellen zugeordnete Immunschwäche) genannt wurde. Dadurch wurde die erste Welle der Hoffnungslosigkeit bei Homosexuellen ausgelöst. Sie wurden von der Angst vor einer neuen, tödlichen Geschlechtskrankheit befallen. Schon bald gab es die nächsten Aids-Toten, und es wurden neue Aids-Fälle diagnostiziert. Immer waren es die gleichen Worte: Die Seuche sei tödlich, es gebe noch keine Therapie, aber man hoffe, daß das Virus bald entdeckt würde, damit eine vernünftige Behandlungsmethode entwickelt werden könne.
Das sollte uns doch zu denken geben. Wenn man gegenüber einer Krankheit so ohnmächtig dasteht und die einzige fragwürdige Hoffnung im Aufspüren eines noch fragwürdigeren Virus liegt, sollte man statt dessen, ohne viel Zeit zu verlieren, lieber nach vernünftigen Anworten und praktischen hilfeleistenden Maßnahmen suchen.
Am 4. Mai 1984 veröffentlichte die Zeitschrift Science gleichzeitig vier Artikel von Robert Gallo. Das war eine Sensation, denn noch nie zuvor hatte es ein Autor geschafft, so viele Veröffentlichungen in einer Ausgabe zu erreichen. Im ersten Artikel beschreibt Gallo, wie sich bei Aids-Patienten und Aids-Risiko-Patienten ein zelluläres Umfeld entwickelt, in dem ständig ein zytopathisches (zelltötendes)

Retrovirus produziert wird. Er nannte es HTLV-3 (Human T-cell leucaemia virus).
Im zweiten Artikel wurde von Gallo mutig behauptet, daß er das neue Virus bei 48 dieser Patienten gefunden und isoliert habe. Im dritten Artikel zeigte er, daß diese Mikrobe zur Gattung der Retroviren HTLV gehöre, die er bereits isoliert hätte. Im vierten Artikel beschäftigte er sich mit der Entwicklung eines Bluttests zur Erkennung des Virus. Dieser sogenannte Aids-Test sollte später verheerende Folgen haben.

In der Wissenschaft kann man nicht einfach Behauptungen aufstellen; es gilt, entsprechende Beweise für die Behauptung zu liefern. Das ist in der Medizin noch wichtiger als in jedem anderen Bereich der Naturwissenschaft, denn hier geht es um unsere Gesundheit und unser Leben. Wissenschaft und Technik haben uns zwar viele wunderbare Errungenschaften gebracht, aber wenn die geistige, seelische und körperliche Gesundheit nicht an die erste Stelle gesetzt wird, bringen sie uns wenig Gewinn.

Schon Hahnemann erinnert im ersten Paragraphen seines *Organon der Heilkunst* den Arzt daran, seine einzige Berufung sei es zu heilen. Es sei nicht seine Aufgabe, einfältige Hypothesen zusammenzuspinnen, seine Erklärungsversuche in unverständliche Worte und eine abstrakte Sprache zu fassen, die gelehrt klingen solle, um den Unwissenden in ehrerbietiges Erstaunen zu versetzen, während derweil die Kranken vergebens nach Hilfe schreien.

In allen Wissenschaften wird hart geprüft, man muß seine Hypothesen und Theorien richtig beweisen. Nur in der Medizin, das heißt bei allen Forschungen, die die Gesundheit betreffen, gibt es diese harte Prüfung nicht. Obwohl es sofort Einwände gegen Gallos Behauptungen hagelte, setzte er sich mit seiner Meinung durch.

Auf dem Gebiet der Gesundheit haben nicht Wahrheit und Wissenschaft das Wort, sondern wer die Macht besitzt, setzt sich durch.
Die Geschichte von den falsch dargestellten Daten, den nicht reproduzierbaren Resultaten, den zurechtgeschnittenen Labornotizen, verfälschten Zellkulturen und Zellbildern und den Phantomviren wird in dem Buch „The Great Aids Quest - Science Under the Mikroscope" (Die große Aids-Jagd - Wissenschaft unter der Lupe) von John Crewdson 1989 ausführlich darlegt.

In der Geschichte von Aids ging es, wie so oft in der Geschichte der Medizin, um Entdeckerruhm. Zurück zum Jahr 1983. Professor Luc Montagner aus Frankreich und seine Gruppe isolierten das Virus zuerst und schickten es dann an Gallo und sein Labor in den USA, um es dort weiter testen zu lassen. Gallo war in gewaltiger Eile, er mußte vorankommen, wenn er der erste Entdecker des Aids-Virus sein wollte. Er widerlegte die Arbeit der Franzosen und stellte diese als schlechte Virologen bloß. Alle seine Argumente waren richtig. Doch sein Konkurrenzdenken brachte ihn dazu, Fehler zu machen, die in der Geschichte einmalig sein dürften. Er präsentierte nun seinerseits das Aids-Virus. Eine große Rolle spielte dabei der starke Druck, der besonders von der amerikanischen Regierung ausgeübt wurde. Obwohl es nüchterne Einwände anderer Wissenschaftler gab, begann die Aids-Ära, und der wissenschaftliche Wahnsinn nahm seinen Lauf.
Später war man sich in der wissenschaftlichen Welt einig, daß das Aids-Virus von Gallo und das von Montagner zweifelsohne von demselben Kranken stammten. Das heißt, das von Montagner in die USA geschickte Material wurde von Gallo für eigene Zwecke manipuliert, und gleichzeitig entwertete Gallo die Arbeit Montagners.
Das Problem für die Allgemeinheit besteht darin, daß die Wissenschaft, in unserem Fall die Molekularbiologie, in einer für sie nicht verständlichen Form dargestellt wird. Wer nicht Molekularbiologe

ist, kann sich nur schwer in die Materie einarbeiten. Auf der anderen Seite hat der Mensch eine merkwürdige Eigenschaft. Stellt man eine Sache einfach, klar und deutlich dar, so kann er sie nicht glauben. „Wissenschaft wird von hochintelligenten Leuten betrieben, Otto Normalverbraucher kann das nicht verstehen“, ist die allgemeine Meinung. Tatsächlich aber können richtig ausgearbeitete Ergebnisse auch gut verständlich dargestellt werden.
Daran hapert es leider noch, und mit den Entdeckungen werden entsprechende Mythen über Gene, DNS und RNS verbreitet. Doch sollten Tatsachen getrennt von den Hypothesen betrachtet werden. Etliche Molekularbiologen hatten sich in diesem Fall kritisch geäußert, doch mancher blieb ungenannt, z.B. weil der Arbeitsplatz gefährdet worden wäre. *(Antje Bultmann: Käufliche Wissenschaft - Experten im Dienst von Industrie und Politik).*

Kritische Forscher verlangen nicht nur Erklärungen zu vielen ungereimten Veröffentlichungen, sondern auch Beweise für die Behauptung, das HIV verursache Aids. Sie wollen keine Märchen, die für Ahnungslose zusammengeschrieben werden, sondern verlangen Erklärungen auf der Basis der bisher bekannten Molekularbiologie.

Das HIV ruht untätig in den Zellen, ohne sich zu vermehren. Es gibt keinen Beweis, daß es Zellen im menschlichen Körper zerstört oder indirekt ihre Zerstörung einleitet. Wenn das Virus bei einem vermutlichen Aids-Kranken gefunden werden kann, ist es in seiner Konzentration so gering, daß spezielle Verfahren angewendet werden müssen, um es außerhalb des Körpers wachsen zu lassen. Nur dann kann man HIV feststellen.
Es werden dazu die bizarrsten Theorien hervorgebracht. Eine davon lautet, HIV habe einen geheimen Ort im Körper, wo es sich teile. Das erinnert uns sehr an das Mittelalter, als man kaum etwas über den Körper und seine Funktionen wußte.

Untersuchungen haben die These, daß das Virus sich teile, widerlegt, doch die neuen Daten wurden einfach ignoriert. „Wir wissen, daß HIV die Krankheit verursacht, also müssen wir weiter forschen, um ein besseres Verständnis zu bekommen. Es ist eben das komplizierteste Virus aller Zeiten. Aber es ist nur noch eine Frage der Zeit, bis wir es isoliert haben."
Als der Versuch scheiterte, Schimpansen mit dem Aids-Virus zu infizieren, obwohl es angeblich durch eine andere Affenart erstmalig auf Menschen übertragen worden war, konterte Gallo, auch Pocken und Tbc gebe es nicht bei Tieren. Hier entfernt er sich von dem Postulat Robert Kochs, der sagte, wenn eine Mikrobe eine Krankheit verursache, dann sollte sie Tieren injiziert werden, um festzustellen, ob alle Symptome hervorgebracht werden. Nur dann steht das Virus mit der Krankheit in Zusammenhang.

Andere Wissenschaftler kamen auf die Idee, das HIV mit dem Visna-Virus beim Schaf zu vergleichen. Auch das Visna bleibt 10 bis 20 Jahre untätig, bis es Gehirnfäule verursacht und das Schaf schließlich tötet. Es weiß aber niemand, wie diese Krankheit funktioniert. Sobald sie ausgebrochen ist, findet man keine Spur mehr von dem Visna-Virus. Das Wissen über langsame Viren kann man nicht auf HIV übertragen.

Manche Viren existieren nur in Fachzeitschriften. Um die Forschungsgeschichte an Tieren zu verstehen, müssen wir wissen, daß Affen z.B. radioaktiv verseucht oder mit chemischen Mitteln vergiftet werden, um ihr Immunsystem zu schwächen, damit Mikroben sie dann leichter infizieren können. Allein dies ist eine Manipulation. Die Forscher wollen bestimmte Postulate zur Gültigkeit hinbiegen.

Jedes Geschehen setzt voraus, daß es von etwas in Bewegung gesetzt wurde. Auch das „zufällige" Zusammentreffen von zwei Dingen setzt voraus, daß sie in Bewegung waren. Bevor sie in Bewegung traten, waren sie ruhend. Also muß etwas sie in Bewegung setzen. Wenn wir dies immer weiter zurückverfolgen und die Theorie des Urknalls als Entstehungsursache für das Universum annehmen wollen, müssen wir auch annehmen, daß irgend etwas den Urknall in Bewegung gesetzt hat. „Von alleine kommt nichts in Bewegung", lautet das Gesetz der Trägheit von Newton.

Die heutige Wissenschaft der Biologie, der Medizin und aller Gebiete, die mit dem Leben zu tun haben, ist auf der Annahme aufgebaut, daß das Leben ein physikalisches Geschehen sei. Da dieses Postulat schon von der Logik her keine Gültigkeit hat, auch wenn wir uns schwer tun, dies zu akzeptieren, kann eine Hypothese, Theorie oder logische Annahme, die auf dieser Basis erarbeitet wurde, auf keinen Fall wahr sein.

> Wenn die gesamte Wissenschaft vom Leben und der Gesunderhaltung auf der Annahme aufgebaut wird, daß Energien auf physikalische Weise erzeugt werden, dann kann keine echte Wissenschaft entstehen. Die Gültigkeit dieser Annahme muß der Mensch erst in Frage stellen, bevor er die Basis für eine wirkliche Wissenschaft festlegen kann.

Die Aids-Diagnose und der Aids-Test

Die Aids-Diagnose ist eine fragwürdige Sache, weil nicht klar ist, was als Aids definiert wird. Es genügt oft schon das Vorhandensein irgendeiner von zahllosen Krankheiten, um eine positive Aids-Diagnose zu stellen. Das an sich ist schon bizarr. Ein Krankheitssyndrom wird durch den Versuch definiert, eine Beziehung zwischen gewissen Symptomen herzustellen. Dadurch hat man aber noch keine Krankheitseinheit. Wenn eine Menge verschiedenartiger Symptome zusammengetan werden, wird der Sachverhalt immer weniger vorstellbar und greifbar.

Aids ist inzwischen ein Sammelbegriff für 30 verschiedene Krankheiten. Die im Jahre 1987 aufgestellte Definition von Aids bedeutet im Klartext, wenn jemand auch nur eine von den vielen sogenannten Aids definierenden Erkrankungen (Aids-relateted diseases) hat, dann ist die Diagnose Aids ohne weiteres erlaubt, das heißt, ein HIV-Test ist *nicht* mehr notwendig. Zu den 30 Krankheiten gehören eine Reihe von Infektionen, die früher als eigenständige Krankheiten betrachtet wurden und die unter dem ergänzenden Zusatz zusammengefaßt wurden: „und andere bakterielle Infektionen."

Damit kann praktisch jede Krankheit, auf die dieser Zusatz paßt, als Aids diagnostiziert werden. Immerhin besagt die WHO-Definition von Bangui auch, daß starke Unterernährung eine Aids-Diagnose ausschließen sollte. Doch wo kann da die Grenze gezogen werden, wenn die sogenannten Aids-Symptome in Afrika hauptsächlich in Gewichtsabnahme, Durchfall und Fieber bestehen?
Im Dezember 1987 wurde in der Definition des Aids-Begriffes der Satz gestrichen, daß erst einmal andere Ursachen von Immunschwäche auszuschließen seien. Damit war es nicht einmal mehr notwen-

dig, zu untersuchen, ob der Patient vielleicht an einer anderen Immunschwäche leidet. Von da ab bekommt jeder immunsuppressive Fall das Etikett Aids.

Viele altbekannte Krankheiten können erfahrungsgemäß Zustände produzieren, die denen von Aids sehr ähneln, z.B. Hashimoto, Tbc, Severe combined Immunodeficiency (SCID, schwerer kombinierter Immundefekt), Di-George-Syndrom und andere. Die immunsuppressive Wirkung von Medikamenten, Drogen, chemischen Giften wie Pestiziden und natürlich auch durch Unterernährung werden verschwiegen. Weiterhin werden die Symptome einer beginnenden HIV-Erkankung folgendermaßen beschrieben: Fieber, Lymphadenopathie (infizierte Lymphknoten), Nachtschweiß, Kopfschmerzen und Husten. Ein Drittel bis zu einer Hälfte der Patienten mit Serokonversion (die HIV-positiv werden) haben mindestens eines dieser Symptome.

Nun gehören Sie, lieber Leser, unter Umständen zu einer gefährdeten Gruppe. Sie kommen vielleicht aus Haiti oder sogar aus Afrika, Sie haben Bluttransfusionen erhalten und leiden seitdem unter einem etwas hartnäckigen subakuten Husten. Die Diagnose lautet dann eventuell Aids!
Schauen wir uns ein paar Mythen über Aids einmal genauer an.
Pneumocystis-carinii-pneumonie (PCP), eine Krankheit, bei der alle sofort an Aids denken, soll es angeblich früher ganz selten gegeben haben. Sie wird heute nur vor dem Hintergrund von Aids betrachtet. Die Studien über PCP gehen zurück auf die Zeit nach dem Zweiten Weltkrieg, als Hunger und Unterernährung herrschten. In Leipzig wurden zwischen 1945 und 1953 etwa 1000 Fälle registriert. In der Tschechoslowakei wurden zwischen 1953 und 1957 2000 Fälle registriert, es handelte sich hauptsächlich um Säuglinge und Kleinkinder, die Dunkelziffer ist entsprechend hoch.

Über den ersten Fall von PCP in den USA wurde im Jahre 1956 berichtet. Seitdem sind immer mehr Fälle aufgetreten. In den USA sind zwar keine genauen Statistiken geführt worden, aber seit 1967 kontrolliert die Regierung die Ausgabe von Pentamidin, einem Medikament, daß spezifisch gegen PCP eingesetzt wird. Über den Absatz des Medikamentes kann man die Zahl der Patienten berechnen. Im Jahr 1973 wurde das Medikament in 527 Fällen verabreicht, es müssen also mindestens 527 Personen wegen PCP behandelt worden sein.

Hier wird uns klar: Entweder existiert Aids schon mindestens seit Ende des Zweiten Weltkrieges, oder es gibt viele Ursachen für PCP, wie Unterernährung, Einnahme von immunsuppressiven Medikamenten, Schädigung durch giftige Chemie, Drogen usw. Solche Mythen wie die über PCP existieren zu Hunderten in der medizinischen Welt.

Was das Kaposi-Sarkom (KS) anbelangt, so gibt es mehrere Arten und Unterarten. Drei sind sehr gut beschrieben, von ihnen ist nur das in Amerika beheimatete KS aggressiv. Es breitete sich seit dem Jahr 1980 vor allem unter Homosexuellen aus. Es herrscht die Meinung, daß diese Art des KS von einer gewissen Immundepression begleitet wird. Das CM-Virus (Cytomegalie-Virus) scheint damit in Zusammenhang zu stehen. Die Ursache dafür wiederum ist zu sehen in wiederholten Infektionen durch Sex mit vielen Partnern sowie in dem Konsum von Amylnitrit. Überdies wurde behauptet, daß ein aggressives KS fast gleichzeitig in Afrika und in den USA aus dem Boden gesprungen sei.

Afrika ist ein geeignetes Land, um alles darauf zu schieben. Für viele ist es so weit weg wie eine Galaxie. Und wer geht schon nach Afrika, um das alles zu überprüfen? Wenn sich vereinzelt Stimmen erheben, die gegen solch unsinnige Behauptungen protestieren, werden sie lächerlich gemacht.

Fällt bei einem HIV-Test das Ergebnis nicht eindeutig aus, ist das kein Hindernis für eine positive Aids-Diagnose, ebensowenig wie ein negatives Testergebnis. „Ist aber der Test positiv, dann wird der Stempel" absolut tödlich daraufgedrückt.

Betrachten wir nun die sogenannten HIV-Tests. Wenn wir uns von hochwissenschaftlich klingenden Worten und Argumenten beeinflussen lassen, haben wir keine andere Wahl, als das niederschmetternde Ergebnis zu glauben. Unser Gefühl sträubt sich dagegen, doch der Intellekt stimmt den plausibel klingenden Theorien zu. Der Glaube an die Allwissenheit der Autoritäten ist zu weit verbreitet und zu machtvoll. Auch wenn die alten Philosophen und weisen Menschen uns geraten haben, alles zu überprüfen, fallen wir auf die unwahrscheinlichsten Betrügereien herein, vor allem auf solche, die als „wissenschaftlich" daherkommen.

Hier wird mancher fragen, wer hat schon die Zeit, das Wissen und die Möglichkeiten, um die vielen wissenschaftlichen Arbeiten durchzukämmen, und zu überprüfen? Wenn das so ist, dann vertrauen Sie doch einfach Ihrem Bauch. Haben Sie dort ein mulmiges Gefühl, ist etwas faul an der Sache. Wenn Sie nun gesagt bekommen, das sei keine wissenschaftliche Herangehensweise, seien Sie getröstet: Es ist eine gesunde Art zu reagieren, wenn man nein zu etwas sagt, was faul riecht. Sie haben immer die Möglichkeit, Ihren gesunden Menschenverstand und die Logik einzusetzen. Damit können Sie alles überprüfen. Was nützt eine fragwürdige Wissenschaft, wenn sie darüber hinaus noch tödliche Auswirkungen haben kann?
Haben Sie Vertrauen darin, daß das Leben gut ist!

Im Jahr 1991 wurde folgende Entdeckung veröffentlicht: Einige nicht miteinander verbundene Experimente hatten gezeigt, daß Mäuse und Affen HIV-positiv wurden, nachdem ihnen Zellen ihres

Immunsystems injiziert worden waren. Die Tiere waren in keiner Weise HIV ausgesetzt. Die Tests zeigten also, daß eine Infektion mit HIV auftrat, nachdem Zellen gespritzt wurden, die den Körper schützen sollen. Schon diese Tatsache sollte Sie wach werden lassen und alles in Frage stellen. Wenn man jedoch von einer Sache total überzeugt ist, wie in unserem Fall davon, daß Aids als eine Krankheitseinheit existiert und daß das HI-Virus sie verursacht habe, dann kann nichts mehr an dem Dogma rütteln. Das ist wie Selbsthypnose, und in der Folge findet der Mensch immer irgendwelche Argumente, um seine hypnotische Betrachtungsweise zu rechtfertigen. Seine Erklärungen halten zwar nicht stand, aber sie können den Nichteingeweihten doch sehr verwirren. Die meist unbewußte Taktik dabei ist, daß sie den Kernpunkt völlig außer acht lassen, sogar verschleiern und belanglose Dinge hochspielen.

Wir sehen im Folgenden, daß der zentrale Punkt von den Experten nicht wahrgenommen wird. Im Juni 1993 erschien in der Zeitschrift Bio-Technologie ein Artikel über die Forschungen australischer Wissenschaftler, Hauptautorin war eine Biophysikerin am Royal Perth-Hospital namens Eleni Papadopulos-Eleopulos. Sie behauptete, daß bis dato noch kein Wissenschaftler die Proteine, die das aktive Vorhandensein von HIV anzeigen, die also einen Bezug zum Virus haben, hätte nachweisen können, und noch mutiger, sie stellte die Existenz von HIV überhaupt in Frage.
Es gibt zwei Aids-Tests: „ELISA" (enzyme-linked immunosorbent assay) und „Westernblot". ELISA ist ein Suchtest, der nach eingehender Beratung über die Folgen eines positiven Tests mit Einwilligung des Kranken durchgeführt wird. Bei diesem Test wird eine Gruppe von Eiweißen (Proteinen) benutzt, die zu HIV gehören sollen. Dieser Test führt häufig zu falschen positiven Ergebnissen. Deswegen empfiehlt die CDC, wiederholte positive Ergebnisse durch ELISA mit Westernblot noch zu bestätigen.

Doch die CDC-Definition von Aids aus dem Jahr 1987 ließ es zu, die Diagnose Aids schon allein aufgrund eines positiven ELISA-Tests zu stellen, wenn bei der Testperson eine Aids-spezifische Krankheit vorhanden war.

Um irgendeinen Test durchführen zu können, braucht man die Eiweiße, die im Virus vorhanden sind. Der wichtigste Punkt in diesem Artikel war, daß das HIV schwer und vielleicht sogar überhaupt nicht in einer eindeutigen Weise zu isolieren ist und daß es keine Garantie für die Echtheit der Proteine (Eiweiße) geben kann. Papadopulos-Eleopulos weist auf fragwürdige Schritte des Herstellens bzw. des Isolierens hin, die zuviel Raum für Mutmaßungen und Spekulationen lassen.

Damit wird nicht nur ELISA, sondern auch der angeblich sichere Westernblot-Test in Frage gestellt. Er soll zuverlässiger sein, weil er die Eiweiße einzeln testet. Es gibt inzwischen aber genügend Beweise, daß die meisten dieser Eiweiße in Wirklichkeit Teile von Zellen sind, die unter anderem auch bei anderen Bakterien und Viren zu finden sind. Auch das extrem sichere spezifische Eiweiß P 24 ist fragwürdig, weil die Reaktionen schwankend sind.

Das ist aber noch nicht die ganze Geschichte. Die Testausrüstungen unterscheiden sich immer sehr stark, was dazu führt, daß überall auf der Welt verschiedene Testergebnisse herauskommen. Eleni Papudopulos-Eleopulos weist darauf hin, daß Tests reproduzierbar sein müssen, um Gültigkeit haben zu können. Auch die besten Labors erzielen große Unterschiede von derselben Blutgruppe. Erst wenn man die obigen Kriterien erfüllt hat, kommt man zum sogenannten Goldstandard. Dafür ist eine alternative, unabhängige Methode zur Feststellung der Infektion nötig. Hier wird ein Denken repräsentiert, aufgrund dessen der wissenschaftliche Beweis Gültigkeit besitzt. Der einzig mögliche Goldstandard für den HIV-Antikörpertest ist das HIV selber, d.h., um ganz sicher zu sein, muß man das Vorhandensein von HIV in den HIV-Positiven zeigen können und umgekehrt das Nichtvorhandensein in HIV-Negativen. Dies ist jedoch bisher noch nicht gelungen.

Der Artikel zeigt auf vier gutdokumentierten Seiten, daß kein Aids-Forscher jemals ein HIV eindeutig hat isolieren können. Mit anderen Worten: Das HIV ist nicht nur harmlos, wie Peter Duesberg behauptet, sondern es existiert gar nicht.
In dem Artikel werden viele Einzelheiten aufgeführt, aus denen klar wird, daß es häufig etwas ganz anderes bedeuten muß, wenn „HIV-positiv" getestet wird.

Zum Beispiel erwiesen sich gesunde Amazonas-Indianer, die keinerlei Kontakt außerhalb ihres Stammes hatten, zu 3,3 – 13,3 % als HIV-positiv. Obwohl sie sich *nirgends infiziert haben können,* werden sie als angeblich HIV-positiv diagnostiziert. Dieselben Forscher testeten in Venezuela 25 – 41 % der Malariakranken als HIV-positiv. Dies zeigt deutlich, daß die Tests völlig unzuverlässig sind. Doch die unsinnige Forschung geht weiter. Allein in den USA wurden bis heute mehr als 20 Milliarden Dollar in die Aids-Forschung gesteckt.

Die Ursprünge von Aids

Aids als Krankheitsentität existiert nicht, aber als erworbene Immunschwäche gibt es Aids sehr wohl. Wir müssen die beiden Punkte gut auseinanderhalten, um uns nicht wieder durch eine materialistische Anschauung durcheinanderbringen zu lassen (materialistisch bedeutet hier, daß die Materie Vorrang vor der Energie hat). Dies gilt aber nicht nur für unser Verständnis von Aids, sondern für alle Krankheiten.
Aids als das vollständige Kollabieren des Immunsystems ist in keiner Weise wissenschaftlich belegt. Bei der Frage, warum Millionen von gebildeten Menschen einem solchen Mythos anhängen können, sollte man über den anderen Mythos von der Notwendigkeit chemischer Düngemittel und Pestizide nachdenken. Fast die ganze Welt ist davon überzeugt, nur vereinzelte Stimmen wehren sich. Auch die Tatsache, daß in den letzten zehn Jahren die Vitalstoffe in Lebensmitteln auf 20 % gesunken sind, bringt uns nicht zur Umkehr, sondern läßt uns immer noch auf ein Wunder hoffen. Wunder geschehen nicht von alleine, sie müssen geschafften werden.

Betrachten wir den Mythos der herkömmlichen Medizin, die mit tödlichen Giftstoffen heilen will. Wenn wir uns manches davon vor Augen halten, so werden wir z.B. Kaffee im Verhältnis dazu als Lebenselixier einstufen. Aber der im Vergleich fast harmlose Kaffee wird von der Medizin verdammt. Man beruft sich auf Paracelsus und sagt: „Die Dosis macht es zum Gift“. Aber Paracelsus war ein Alchimist. Um seine Dosis zu verstehen, müßten wir Alchimie studieren. Doch sie gilt für die materialistische Welt nicht als Wissenschaft.

Ein Berater des Weißen Hauses in Washington äußerte sich einmal über die Wissenschaftler in Sachen Aids folgendermaßen:

„Ich bin der Meinung, daß wir, wenn wir in den Vorlesungen der Universität zum Studium einer Wissenschaft nichts anderes als gute Philosophie und gründliche Logik anbieten würden, eine bessere Welt schaffen würden. Ich bin entsetzt.“

Trotzdem konnte er nicht viel erreichen, da das Weiße Haus Aids nicht zu einer politischen Angelegenheit machen wollte. Das ist lächerlich, denn im Hintergrund bestimmen die Patienten ja ohnehin die Richtung. Will man etwas Gutes tun, so setzt man sein Leben aufs Spiel (Lincoln, Kennedy usw.). Das Buch *„Aids, the Evidence Leads to the Pentagon“* von I. und L. Segal (Aids, der Beweis führt ins Pentagon) gibt mehr Informationen dazu.

Biowaffen

Am 9. Juni 1969 erklärte Dr. MacArthur vor dem Kongreß, daß es in fünf bis zehn Jahren möglich sein würde, eine Biowaffe anzuwenden, die in der Lage wäre, das Immunsystem und alle therapeutischen Gegenmaßnahmen außer Gefecht zu setzen. Es geht hier nicht darum, wie weit wir glauben können, daß Aids eine Erfindung der Abteilung Biowaffen des Pentagons ist, es geht vielmehr darum, zu zeigen, wie entsetzlich die gesamte Biowaffenforschung ist.

Nach dem Zweiten Weltkrieg schickte das Pentagon zwei Biologen nach Japan, die dort die Biowaffenforschung untersuchen sollten. Sie fanden heraus, daß die Japaner auf diesem Gebiet viel weiter waren, als vermutet. Obwohl dort bei Experimenten Kriegsgefangene absichtlich mit schlimmen Krankheitserregern infiziert worden waren und manche daran starben, bekamen die beteiligten Forscher und der befehlende General Straffreiheit. Sie wurden sogar nach Amerika gebracht, damit sie dort weiter forschen konnten.

In den folgenden Jahrzehnten sind unzählige Experimente durchgeführt worden, in Gefängnislagern, an Soldaten und Militärangehörigen, an Tieren, Geisteskranken und nichtsahnenden Zivilisten. Es sind auch Unfälle passiert, bei denen Erreger und chemische Gifte freigesetzt wurden. Der Autor Ion Rappoport sagt, um das zu beweisen, müsse man nicht einmal an die Geheimakten herankommen, sondern man brauche nur entsprechende Berichte in den Zeitschriften dieser Jahre zu sichten. Er nennt vor allem die Washington Post und die L.A. Times. Hier nur eines der verschiedenen Beispiele, die er zitiert: 1950 sind zwei U.S. Marineschiffe zwei Tage lang vor San Francisco Stadt gekreuzt und haben die Stadt mit dem angeblich harmlosen Bakterium „Serratia" besprüht.
Das Experiment wurde als erfolgreich bezeichnet.

Die Regierung kann also ohne weiteres ein Bakterium verbreiten. Es gibt keinen Schutz der Bevölkerung vor derartigen Experimenten. In einem San Franciscoer Krankenhaus starb sogar anschließend ein Mann an der sonst selten vorkommenden Serratia-Infektion. Seine Familie klagte die Regierung an, verlor jedoch. Heute sind Serratia-Infektionen dort viel häufiger geworden als damals. Rappoport nennt auch zwei Bücher: „A Higher Form of Killing" (Paxmann and Harris, Hill and Wang publishers, 1982), und „Gene Wars" (Piller und Yamamoto, William Morrow and Company, 1988)

Es gibt zu diesen Themen eine Reihe von anderen Büchern, die gut dokumentiert sind, z.B. William Cooper „Der apokalytische Reiter". Wir möchten gerne glauben, daß ein Präsident, den das Volk gewählt hat, seine Herzensgüte über uns verströmen läßt. In Wirklichkeit ist er genauso ein Mensch wie wir, mit guten und schlechten Eigenschaften. Und wenn der Druck groß ist, kann man nicht sagen, welche Eigenschaften die Oberhand gewinnen werden. Außerdem ist auch er nur eine kleine Schachfigur in der Maschinerie.

In vielen Ländern der Erde werden chemische Waffen und Biowaffen produziert und auch eingesetzt, u.a. solche, die das Nervensystem angreifen; sie können starken Gewichtsverlust und Siechtum auslösen, und dann steht der Diagnose Aids nicht mehr viel im Wege. Neben der Kriegsindustrie arbeiten noch eine ganze Reihe anderer Industrien mit hochgiftiger Chemie.
Es gibt zahlreiche mutige Menschen, die „an der Quelle" sitzen und wissen, daß viele Experimente nicht nur in Amerika, sondern überall auf der Welt gemacht worden sind. Und sie haben sich vielfach in Fachzeitschriften und anderen Publikationen dazu geäußert. Allein die Zahl der Unfälle ist ernüchternd, von den absichtlichen, gesteuerten Experimenten einmal abgesehen.

Wenn die medizinische Welt für eine Aids-Diagnose nicht mehr braucht, als daß ein Mensch homosexuell ist und ansonsten keine Symptome hat, dann wird es höchste Zeit zum Nachdenken. Oft ist das einzige Auffällige ein nur geringes Absinken der T-Helferzellen (Immunzellen).

Dazu das Beispiel einer Frau, die zu keiner Risikogruppe gehörte und gesund war. Sie geriet an eine Ärztin, die sie auf Aids testen ließ. Das Resultat war, daß sie HIV-positiv war. Damit war das Leben dieser Frau auf einen Schlag zerstört. Alle Experten sagten ihr voraus, daß in Kürze ihr Immunsystem unweigerlich zusammenbrechen würde. Der Test war zwar unsicher und wurde wiederholt, er ergab beim nächsten Mal einen HIV-negativen, dann wieder einen positiven Befund. Diese Tests waren für die Frau ein widerwärtiger Alptraum. Glücklicherweise kam sie durch Duesberg zu einer nüchternen Einschätzung ihrer Situation, aber der Schock hat ihr Leben geprägt.

Solche und ähnliche Geschichten gibt es zu Hunderten und Tausenden. Nicht wenige enden mit Selbstmord, Häuser werden von den

Nachbarn angezündet, Ehen gehen auseinander, Freundschaften werden zerstört, ganz zu schweigen vom psychischen Elend der Betroffenen. Alles nur wegen der Diagnose HIV-positiv. Die Menschen werden völlig demoralisiert, aber die Medizin hält fest an ihrem Dogma.

Es gehört nicht viel dazu, jemandem eine Aids-Diagnose anzuhängen, denn es gibt unzählige Möglichkeiten, das Funktionieren des Immunsystems zu untergraben. Opportunistische Infektionen haben dann ein leichtes Spiel. Aber es muß noch nicht einmal so weit kommen: Gewichtsverlust, Durchfall und Fieber reichen schon aus. In Entwicklungsländern herrschen Malaria, Tbc, Gelbfieber, Typhus, Lepra usw. Immunschwäche und die obengenannten Symptome sind dort gang und gäbe. Unterernährung ist weit verbreitet. Pestizide werden hemmungslos eingesetzt. Das sind tödliche Nervengifte, denen die Arbeiter und Bauern schutzlos ausgeliefert sind. Auch die kleinen Hinterhofbetriebe werden von diesen Giften nicht verschont.

Pestizide

Es sind viele Bücher über die Auswirkungen von Pestiziden geschrieben worden. Das erste, sehr bewegende Buch „Silent spring" (Stummer Frühling) von Rachel Carson brachte viele Menschen zum Nachdenken, und einige der schlimmsten Pestizide wurden daraufhin verboten. Sie wurden dann in die Entwicklungsländer ausgeführt und dort in großen Mengen eingesetzt. David Weir und Mark Shapiro berichten in ihrem Buch „Circle of Poison" (Der Kreis des Giftes), daß Parathion, ein Stoff der 60mal giftiger ist als DDT, in Entwicklungsländern immer noch verwendet wird. Die Auswirkungen auf die Arbeiter in diesen „Pflanzenschutz"-Giftfabriken sind verheerend, noch viel schlimmer als in den Quecksilberminen. Doch in diesen

Ländern ist die Hungersnot so groß, daß die Menschen zu jeder Tätigkeit bereit sind. Sobald sie bei der Arbeit in diesen Produktionsstätten erkranken, werden sie entlassen. Nun sind sie für ihr Leben gezeichnet, und waren doch relativ gesunde Menschen. Haben diese Menschen jetzt auch Aids?

Phosphor bzw. Phosphat ist ein bekanntes Gift. Die sogenannten Organophosphate (eine Gruppe von Pestiziden) bringen eine Reihe von Vergiftungssymptomen hervor. Nach der Aids-Definition genügt schon eines dieser Symptome, nämlich Nachtschweiß, um eine beginnende Aids-Schwäche zu diagnostizieren. Viele Patienten haben auch Hautprobleme wie bei Aids, und so kann jedes Symptom weiter Aids zugeordnet werden. Wenn aber Ärzte schon bei Verdacht auf Aids AZT, das Zellen und Knochenmark zerstörende Gift, verschreiben, dann liegt die Gefährdung der Patienten auf der Hand.

Was nach herrschender Meinung als Aids eingestuft wird, basiert auf einer fixen Idee. Es ist wie im Mittelalter: Damals waren es Dämonen und böse Geister, die Krankheiten verursachten, heute sind es die bösen Mikroben.
Es gibt heute genügend Beweise, daß ein intaktes Immunsystem die Voraussetzung für eine gute Gesundheit ist. Bereits Pasteur sagte: „Das Terrain ist alles (damit ist der Gesundheitszustand des Körpers gemeint), die Mikrobe ist nichts.“

> Und so jagen uns die Dämonen noch heute. Das Wissen um die Tatsache, daß Krankheit dic Folge unserer Lebensweise ist, geht in der Angst vor den „Mikro-Dämonen“, den Bakterien und Viren, verloren.

Die Vorgeschichte

Wir sollten für unsere Zwecke Aids neu definieren. Wir sprechen bei einem Aids-Kranken nicht von einem Menschen, der angeblich mit HIV infiziert ist und dessen Immunsystem dadurch langsam zerstört wird, oder der HIV-positiv ist.

> Selbst wenn die Tests zuverlässig sein sollten, bedeutet HIV-positiv ja lediglich, daß der Mensch dem Virus ausgesetzt war, aber nicht, daß er infiziert ist. Dieser Mechanismus liegt grundsätzlich jeder Antikörperbildung zugrunde, weshalb eine Erhöhung der Antikörper nicht zugleich einen Zustand von Krankheit bedeutet.

Darüber hinaus sind die verschiedenen Antikörper noch nicht isoliert und kategorisiert worden. Woher wollen wir denn wissen, ob nicht die Körperchemie ganz anders arbeitet, als wir vermuten?

Aids könnte in etwa so definiert werden:

> Zustand eines durch lebenswidrige Stoffe und Umstände schwer geschwächten Immunsystems.

Mehrere Faktoren können zusammenspielen; tritt einer davon in den Vordergrund, dann ist die betreffende Person in Gefahr, durch eine harmlose Infektion ums Leben zu kommen. Die ersten Personen, die von der angeblichen Aids-Krankheit befallen wurden, waren Homosexuelle. Schon hier hätte man aufhorchen müssen.

> Ein Virus bevorzugt nicht eine Gruppe von Menschen, die sich durch eine Idee oder ein bestimmtes Verhalten auszeichnet.

Wenn es nun aber doch als Tatsache hingestellt wird, hätten die Wissenschaftler überlegen müssen, welche Faktoren diese Menschen gemeinsam haben. Es wäre nötig gewesen, einfach und nüchtern die Lebensweise und Umstände zu betrachten, an Ort und Stelle Beobachtungen über einen längeren Zeitraum vorzunehmen und Gespräche zu führen, die auf keinen Fall von vorgefaßten Meinungen hätten bestimmt sein dürfen. Dann hätte man mit Hilfe von schon vorhandenen Beobachtungen Arbeitshypothesen, entwickeln sollen. So funktioniert normalerweise wissenschaftliche Forschung. Weit entfernt vom tatsächlichen Leben in einem Labor kann man sich alles Mögliche ausdenken und erforschen, was mit dem Leben nichts zu tun hat. Es gibt tatsächlich einzelne Forscher, die mit Aids-Kranken, anfänglich nur mit Homosexuellen, viele ausführliche Gespräche geführt haben. Dabei wurden grundlegende Beobachtungen gemacht.

Bevor wir dazu kommen, ist es wichtig, daß wir uns einen psychologischen Faktor vor Augen halten. Wenn eine Gruppe, die wie die Homosexuellen ständig verfolgt wird, irgendwann eine gewisse Freiheit erreicht, dann kommen bisher unterdrückte Wünsche und Bedürfnisse an die Oberfläche. Man möchte die neuen Möglichkeiten in vollen Zügen genießen.

Homosexuelle und Sexdrogen

In den sechziger Jahren war es nicht mehr möglich, zumindest nicht gesetzlich, Menschen aus moralischen Gründen zu unterdrücken. Die Homosexuellen konnten sich offen als solche bekennen und ihren gewünschten Weg gehen. Anfang der siebziger Jahre fingen viele von ihnen an, Medikamente und Drogen zu nehmen. Am beliebtesten waren die sogenannten „Poppers“, Nitrate (Butylnitrit, Isobutylnitrit

usw.) zum Inhalieren. Sie erhöhen das Orgasmusgefühl um ein Vielfaches, indem sie eine Entspannung der glatten Muskulatur bewirken und die Herzfrequenz beschleunigen. Sie bewirken also eine starke Durchflutung mit Energie, was zu einem Befreiungsgefühl führt. Der Orgasmus dehnt sich dadurch aus und Schmerzen, die durch gewaltsamen Sex entstehen, werden eher als angenehm empfunden.
Es gibt genügend Studien, die eindeutig belegen, daß Medikamente und Drogen das Immunsystem zerstören. Dies sollten wir immer im Auge behalten, da die Verfechter der „HIV gleich Aids-These", gegen allen gesunden Menschenverstand das Gegenteil behaupten. „Es ist das Virus, das Aids erzeugt", sagen sie, „so eine gefährliche Krankheit kann nicht durch Drogen und Medikamente ausgelöst werden." Bei Aids werden die Gefahren der Drogen und Medikamente außer Acht gelassen.

Die Schnupfnitrite (Poppers) sind besonders gefährlich. Ihre mutagene Wirkung ist eindeutig belegt worden. Mutagen bedeutet, daß Gene ihre Struktur nachteilig verändern. Eine Studie hat gezeigt, daß sie millionenfach krebserregender sind als die Nitrite in Schinken. Sie verbinden sich leicht mit anderen Substanzen und werden dadurch viel gefährlicher. Aber auch ohne Verbindung unterdrücken sie die Produktion und die Aktivität von NK-Zellen (natürliche Killerzellen, die die Zelle vor Tumoren und Infektionen schützen). Es gibt viele Experimente an Mäusen, die die mutagene Wirkung der Schnupfnitrite belegen.

Bei Untersuchungen stellte sich heraus, daß die Homosexuellen um so eher „Aids" bekamen, je höher ihr Verbrauch von Nitriten war. Dies wird in dem inzwischen vergriffenen Büchlein „Death Rush" (Todesrausch) über Poppers und Aids von John Lauritsen und Hank Wilson deutlich dokumentiert.

Der legale Medikamentenmarkt in den USA wird streng kontrolliert. Bei den gefäßerweiternden Medikamtenen, die auch sexuell stimulierend wirken (Popper) und die potentiell von Homosexuellen gekauft werden, wurde nicht einmal eine einfache Qualitätskontrolle vorgenommen, geschweige denn eine Medikamentenkontrolle.
Sie werden z.B. als Raumduft vermarktet unter den verschiedensten Namen wie Rush, Ram, Climx, Thunderbolt oder Hardware. Mitte der siebziger Jahre war der Verbrauch dieser Drogen bei Homosexuellen an der Tagesordnung. Natürlich haben auch andere Menschen die Nitrite konsumiert, aber nicht in dem Ausmaß wie die Homosexuellen. Es ist wichtig zu wissen, daß diese auf dem freien Markt verkauften Schnupfnitrite viel toxischer wirken als das normale Nitrit, denn sie enthalten Unreinheiten wie Salzsäure, Schwefeldioxid und Kerosin.

Der Verbrauch von Poppers bei Homosexuellen war unglaublich hoch. Bis 1980 wurde mit Poppers ein Umsatz von Hunderten von Millionen Dollar pro Jahr gemacht. Das NIDA (National Institute on Drug Abuse, Institut gegen Drogenmißbrauch) berichtete, daß mehr als 5 Millionen Menschen Poppers öfter als einmal pro Woche benutzten. Homosexuelle hatten ihre Schnupfflasche ständig bei sich. Aber es wurden nicht nur Poppers genommen. MDA, eine Speedvariante, kombiniert mit dem sexuellen Stimulans Amphetamin, dann alle Arten von weichen und harten Drogen, wie Marihuana, Heroin, Percodans, Kokain, Ecstasy oder die Sexdroge Quaalude waren sehr beliebt. Hinterher wurde zur Beruhigung jede Menge Valium konsumiert. MDA läßt einen die ganze Nacht auf den Beinen bleiben, und bei wiederholter Anwendung hält die Wirkung über ein Wochenende an. Aber danach ist man ausgebrannt, die Gesundheit schwindet, bis der Mensch vorzeitig altert und stirbt.
Die Promiskuität unter Homosexuellen bringt die Gefahr von Infektionen mit sich, und ein erheblich geschwächtes Immunsystem bildet

einen äußerst fruchtbaren Boden für die Vermehrung von Bakterien. Die Beziehung zwischen Bakterien und Zellen kann man mit dem chemischen Prozeß in einem Komposthaufen vergleichen.
Alle Bakterien sind an chemischen Prozessen der Umwandlung beteiligt. Sie leben von dem sogenannten Abfall. Darunter fällt all das, was ein Organismus nicht benutzt und irgendwo im Körper deponiert. Es ähnelt einer Zeitbombe. Je nach Lebensweise eines Menschen sind die Zellen mit mehr oder weniger Abfall belastet, welcher leicht bis stark toxisch ist. Die Zersetzungsprozesse in einem Komposthaufen sind davon abhängig, welches Material zusammentrifft, und wie er gepflegt wird. Ähnlich, aber um einiges komplexer ist der Vorgang in den Zellen, wenn dort der Bakterienstoffwechsel stattfindet. Ein Komposthaufen kann unter ungünstigen Bedingungen gräßlich stinken und hochgiftig werden. Es dauert dann natürlich sehr lange, bis gesunde Erde daraus entsteht.
Auch das menschliche Immunsystem kann in geschwächtem Zustand seinen Aufgaben nicht mehr richtig nachkommen. Wenn dann zusätzlich eine große toxische Belastung auftritt, ergeben sich alle möglichen unangenehmen (krankhaften) Vorgänge, die bis zur Lebensbedrohung führen können.

Nach Aussagen von erkrankten Homosexuellen hatten sie sehr viele Sexualpartner, einige bis zu Tausenden. Neben wiederholten Geschlechtskrankheiten, die mit hohen Antibiotikagaben behandelt wurden, gab es unzählige andere Infektionen, z.B. sehr häufig Herpes. Auch dagegen wurden Antibiotika eingesetzt. Manche Homosexuelle hatten die Gewohnheit, Antibiotika gleich vorbeugend zu nehmen, z.B. gegen das Tripperbakterium, und konsumierten täglich und über Jahre hinweg Überdosen davon.

Zwar töten Antibiotika die Bakterien ab, aber für den natürlichen Heilungsprozeß des Körpers sind sie schädlich. Die natürlichen

Heilkräfte werden durch das Massaker an den Mikroben gelähmt. Falsch gesteuerte Vorgänge in den Zellen bringen die Funktion des Immunsystems weitgehend durcheinander. Nun können Krankheitsprozesse katastrophale Auswirkungen haben und große Ängste erzeugen.
Ein Gift (Antibiotikum) gegen aggressiv gewordene Mikroben ist zu den gesundheitsfördernden Mikroben in unserem Körper auch nicht gnädig. Anschließend ist der Gesamtorganismus weitgehend gestört. Diese sogenannten krankmachenden Bakterien sind auch an Reingungsprozessen beteiligt, aber in einer aggressiven Weise. Sie sind durch falsche Lebensweise und Medikamente aggressiv umgestimmt worden. Wenn Antibiotica benutzt werden, mutieren die Bakterien genetisch (verwandeln sich) und werden resistent gegen Antibiotika. Das ist ein bekannter Vorgang. Im Falle von Aids wurde dies verdreht, um die „HIV gleich Aids-These“ zu kräftigen: Die Unwirksamkeit der Antibiotika gegen Sekundärinfektionen bei Aids-Kranken sei das Resultat der Immunschwäche durch HIV.
Dies würde bedeuten, daß die Antibiotica das Immunsystem so positiv beeinflussen, daß dadurch die krankhaften Bakterien besiegt werden. Die Antibiotica töten aber *direkt* die Bakterien und *schwächen* erwiesenermaßen das Immunsystem. Durch die wahllose und unkritische Anwendung von Antibiotika kann es noch zu einem weiteren Gesundheitsproblem kommen: Darmparasiten!
Das zerstörte Milieu im Darm gibt den Parasiten einen fruchtbaren Boden. Zu deren Bekämpfung werden weitere Medikamente verordnet. Die furchtbarsten Mittel und Hagyl und Atabrine. Das Krankheitsgefühl und die dadurch verursachten Depressionen sind so schlimm, daß die Betroffenen sterben möchten. Hagyl verursacht rapides Überwuchern mit Candida. Candida wiederum ist ein wichtiges Merkmal der Aids-Diagnose.
Schon in den ersten Jahren hat das CDC genügend Material gesammelt, um die Beziehung von Drogen, Medikamentenmißbrauch und

Aids erkennen zu können. Ein Forscher aus dem CDC namens Harry Haverkos sammelte Daten über 87 homosexuelle „Aids-Kranke“. 97 % hatten Schnupfnitrite genommen, 93 % Marihuana, 68 % Amphetamine, 66 % Kokain, 65 % LSD, 59% Quaalude, 48 % Ethylchlorid, 32 % Barbiturate und 12 % Heroin, dazu unzählige Antibiotika und andere Medikamente. 58% hatten fünf oder mehr Drogen benutzt. Das CDC veröffentlichte diese Studie nicht! Haverkos verteilte privat Kopien davon.

Alle Studien und Forschungen zeigen eindeutig, daß bei einem echten Aids-Kranken (das setzt voraus, daß bei ihm alle anderen Arten von Immunschwäche und alle Krankheiten, die Aidsähnliche Symptome produzieren, ausgeschlossen sind) eine lange Vorgeschichte von Drogen- und Medikamentenmißbrauch vorliegt.

Die Theorien über Aids

Es gibt einige merkwürdige Theorien über Aids und die Herkunft des Aids-Virus. Die amüsanteste ist die Geschichte von den grünen Meeraffen in Afrika. Es gibt sie in ein paar Variationen, und sie soll erklären, auf welche Weise sich das Virus über den Zeitraum von Millionen von Jahren ausgerechnet jetzt bei dieser Affenart entwikkeln konnte. Nach einer Version wurde ein Afrikaner von einem solchen grünen Affen gebissen, und dabei hat ihn das Virus erwischt.

Eine andere Variante besagt, daß Afrikaner ja bekanntlich gerne Affen essen und einer sich durch den Verzehr eines grünen Meeraffen infiziert habe. Von da an war viel detektivischer Spürsinn nötig, um den Weg des Virus nach Amerika zu verfolgen. Wenn man mehr über diese plötzliche Ansteckung wissen möchte, dann bekommt man die witzigsten Antworten. Und schließlich ist sich niemand mehr ganz sicher, ob die Infektion wirklich durch einen grünen Meeraffen oder sonstigen Affen erfolgte.
Je mehr wir über das Virus herausfinden, desto teuflischer scheint es zu sein. Angeblich brachten die Kubaner es von Afrika in die Karibik. Die Kubaner kämpften 1972 in Angola. In den Jahren 1977/78 wurden von Castro etliche unerwünschte Personen ausgebürgert, darunter „Magalitas“ (Homosexuelle) und Veteranen aus Angola. Viele dieser Leute fanden Exil in Miami, und die weitere Geschichte kann man sich selber denken. Wenn solche Histörchen als offizielle Versionen verkauft werden, neigt man schließlich dazu, sie zu glauben.

Eine andere Geschichte handelt von der großen Verschwörung der Regierung in Washington bzw. der WHO. Es ist bekannt, daß Versuche gemacht worden sind, um Hybridviren herzustellen. Als Basis sollten die Retroviren genommen werden, weil sie in der Lage sind, die Gene der Zellen zu verändern. Das Ziel war es, Viren zu produzieren, um damit gezielt eine bestimmte Gruppe von Menschen zu infizieren und die T-Helferzellen direkt zerstören. Dadurch wären in kürzester Zeit Millionen von Menschen gestorben, und es hätte Probleme gegeben. Also kann diese Idee unmöglich aus dem Pentagon kommen. Und wer kommt dann als Übeltäter in Frage? Die Kommunisten! Sie haben direkt in Fort Detrick (dort befindet sich die Biowaffenforschung) ihre Agenten sitzen. Dies ist keine offizielle Version. Die Geschichte stammt von einem Arzt, der bei seinen Recherchen zufällig auf diese üble, aber angeblich wahre Geschichte stieß und sie veröffentlichte.

Impfungen

Eine weitere Therorie besagt, man bediene sich der Impfungen, um möglichst viele Menschen weltweit zu infizieren. Einige meinen, die Pockenimpfung sei verseucht, andere halten die Polioimpfung für gefährlich.

Eine Zeitlang wurde auch die Horrorgeschichte der Hepatitis-B-Impfung heftig diskutiert: Ende der siebziger Jahre kam eine Impfung gegen Hepatitis-B auf den Markt. Sie wurde an Homosexuellen getestet und erhielt den Stempel „gut und wirkungsvoll“. Als Aids immer mehr um sich griff, waren aber immer weniger Leute geneigt, sich die Impfung verabreichen zu lassen, weil sie aus menschlichem Blut hergestellt wurde und sich später herausstellte, daß unter den Spendern auch „Aids-Kranke“ waren. Als auf die Angestellten Druck ausgeübt wurde, ließen sich die wenigsten der im Gesundheitsbereich Beschäftigten impfen.

Am Anfang gab es keine Möglichkeit, den Vermutungen nachzugehen, aber die ersten 26 Aids-Fälle kamen aus New York, San Francisco und Los Angeles. In diesen drei Städten waren die

intensivsten Tests mit der Hepatitis-B-Impfung vorgenommen worden, und zwar gezielt bei Homosexuellen. Indizien für eine Verseuchung des Impfstoffs waren also vorhanden.
Im Jahr 1984 machte Dr. Cladd Stevens eine Untersuchung an 212 der ursprünglich 1083 geimpften Männer und fand heraus, daß davon 85 (das sind 40%) HIV-positiv waren. Weitere Informationen wurden nicht bekannt! Es ist nicht sicher, ob weitere ausführliche Untersuchungen in dieser Richtung durchgeführt wurden. Das obige Ergebnis hat für uns keine Aussagekraft, da wir von der Unzulänglichkeit und Fragwürdigkeit des HIV-Tests wissen.
Der große Schrecken über die Angelegenheit geriet allmählich in Vergessenheit, besonders nachdem das Journal of the American Medical-Association versicherte, daß die drei Reinigungsschritte bei der Herstellung der Hepatitis-B-Impfung Viren wie HIV mit Sicherheit inaktivieren.

Viele erfahrene Virologen sind da anderer Meinung. Sie haben Zweifel an den Qualitätskontrollen bei der Herstellung von Impfungen und räumen die Möglichkeit von Fehlern in diesem Bereich durchaus ein. Eine amerikanische Studie hat gezeigt, daß alle seit 1987 in den USA aufgetretenen Poliofälle durch die Polioimpfung entstanden sind. Trotzdem lebte die Welt beruhigt weiter in dem Glauben, daß die Impfungen gut, sicher und ungefährlich seien.

Schweinepest

Darüber hinaus gibt es Theorien, die andere Mikroben für Aids verantwortlich machen. Zum Beispiel wurde das Virus der „afrikanischen Schweinepest“ (African Swine-Fever, ASF) als Alternative zu HIV betrachtet.
Diese Geschichte geht zurück auf die sechziger Jahre. Ein Impfstoff gegen die Schweinecholera wurde aus dem Blut von Schweinen

hergestellt. Unglücklicherweise waren die Schweine mit ASF infiziert. Nach der Impfung kam die Krankheit zum Ausbruch. Die Symptome von ASF sind: geschwollene Lymphknoten, Fieber, Hautläsionen, langsames Dahinsiechen. Dazu kann noch Lungenentzündung kommen sowie Gehirnkomplikationen. Merkwürdigerweise entspricht das Bild genau dem von Aids! Man weiß aber nicht genau, ob die Schweinepest und Schweinecholera ein- und dieselbe Krankheit sind. Einige Forscher meinen, daß die sogenannte „Schweinepest" eigentlich die durch einen sehr virulenten Impfstoff ausgebrochene Schweinecholera war. Um die Wahrheit zu verschleiern, wurde die Schweinecholera einfach in Schweinepest umbenannt.
Es existiert auch die Theorie, daß dieser Impfstoff absichtlich virulent gemacht wurde, um aus politischen Gründen die Infrastuktur der armen Bauern auf Haiti zu untergraben. Eine halbe Million Schweine mußten umgebracht werden, um die Krankheit zu stoppen. Auf jeden Fall soll die Schweinepest über Homosexuelle und Asylanten aus Haiti nach Amerika gelangt sein, insbesondere nach New York, San Francisco und Los Angeles, den Städten mit den ersten Aids-Fällen. Offiziell wird behauptet, das Schweinepestvirus (ASFV) könne nicht auf den Menschen übertragen werden. Forscher haben jedoch das ASF-Virus auch beim Menschen gefunden. John Beldekas berichtet, daß ihm „von oben" geraten worden sei, seinen Mund zu halten, es gehe um die nationale Sicherheit. Auch das Bovine-Leukemia-Virus (BLV, Rinder-Leukämie-Virus) wurde verdächtigt, bei der Entstehung von Aids eine Rolle zu spielen.

Die „Aids-Syphilis-Theorie"

Die Aids-Syphilis-Theorie hat sich vor allen Dingen in alternativen Kreisen ausgebreitet. Die Syphilis wurde seit eh und je genauso wie Aids der „große Imitator" genannt, und ihr wurden fast alle Krankheitssymptome zugeschrieben. Zusammen mit anderen Faktoren überzeugte dies viele, die nicht streng schulmedizinisch denken. Halten wir fest, daß die Aids-Syphilis-Theorie besagt, daß das Treponema pallidum (TP, Syphilis-Bakterium) die Ursache von Aids sei, mit anderen Worten, es gibt kein Aids, sondern Aids ist die neue Syphilis. Außer einigen wenigen Schulmedizinern schenkt heute kein Mensch mehr dieser Theorie Glauben.

Die „Aids-Syphilis-Theorie“ oder „Modified Columbian Theorie“(modifizierte kolumbianische Theorie) stellt folgende Thesen auf:

1. Syphilis ist eine Krankheit der (günstigen) Gelegenheit.

2. Über Jahre hinweg findet der Körper zur Balance und lebt mit dem Bakterium „in Harmonie“, auch wenn er nicht ganz immun dagegen ist. Wir finden nur unbedeutende Zeichen von Syphilis.

3. Wenn ein Erdteil oder eine Gruppe dem Bakterium TP erneut ausgesetzt wird, dann nimmt die Syphilis wieder ihre schlimme und bösartige Form an wie im Europa des 15. Jahrhunderts.

4. Syphilis existiert immer noch. Je nach Land und Bevölkerung erlangt das TP seine individuelle Gattung. Es gibt also viele Gattungen von TP.

5. Aids und Syphilis haben exakt dieselbe Pathologie.

Historisch hat man bei Syphilis zeigen können, daß sie direkt oder indirekt durch Sekundärinfektionen fast jede Krankheitsmanifestation produzieren kann und kein Organ vor ihren Angriffen sicher ist. Das gleiche trifft auf Aids zu. Wenn Syphilis bösartig wird, dann folgen die Zeichen und Symptome keinen Regeln mehr. Nur die Pathologie weist auf Syphilis hin.

Mit den folgenden Argumenten ist diese Theorie widerlegt worden.
u 1. und 2.: Jede Krankheit ist eine Krankheit der günstigen Gelegenheit, wobei der Körper immer versucht, die Balance herzustellen und sich den Umständen mit der Zeit anzupassen.

zu 3.: Das gilt für alle schädlichen Reize, Gifte usw. Wenn wir mit etwas Neuem, das sehr heftig und intensiv ist, konfrontiert werden und keine Möglichkeit haben, auszuweichen, werden wir uns schwertun, bis wir uns daran gewöhnt haben. Außer wir sind spezifisch oder generell darauf vorbereitet.

zu 4.: Dies ist eine gute These, doch wie weit sie zutrifft ist, wissen wir nicht. Alles neigt dazu, sich mit der Zeit und unter anderen Umständen zu verändern. Das macht es nicht unbedingt schlimmer. Theoretisch sollten die Dinge (in unserem Fall die Bakterien und Viren) unter günstigen Umständen friedlicher und harmloser werden. Wenn wir die Verbreitung und den Verlauf von Infektionskrankheiten über Jahrzehnte und Jahrhunderte betrachten, dann zeigt sich, daß sie immer harmloser werden. Beim Besiegen der Krankheiten haben vor allem die Hygiene (auch die geistige und seelische) und die Ernährung eine große Rolle gespielt.

Zu 5.: Wenn wir Syphilis und Aids vergleichen, dürfen wir nicht außer acht lassen, daß Krankheiten nicht beliebig einem Virus zugeschrieben werden können. Ansonsten müßten wir fast alle Krankheiten in der Vergangenheit der Syphilis zuordnen, so wie sie heute Aids zugeschrieben werden. Der entscheidende Unterschied liegt in der Passage „oder indirekt durch Sekundärinfektion". Die Sekundärinfektion ist zwar vielleicht durch Syphilis zustande gekommen, aber sie ist nicht Syphilis.
„Die Syphilis greift fast jedes Organ im Körper an." Was ist daran so sonderbar? Das geschieht auch bei anderen Krankheiten. Krebs kann

überallhin metastasieren. Selbstverständlich ist das aus schulmedizinischer Sicht kein richtiges Beispiel, weil Krebs nicht von Mikroben verursacht wird.

> Es ist die Lebensweise des Menschen, die sein Gleichgewicht stört, so daß die friedlichen (d.h. in Balance lebenden) Mikroben pathogen (toxisch, giftig) werden.

Zum Schluß dieses Kapitels noch eine kleine Geschichte. Bald nach der Entdeckung von HIV wurde noch ein anderes HIV gefunden, so daß wir nun HIV-1 und HIV-2 hatten. Dann wurden weitere HI-Viren angekündigt, und für die Zukunft ist alles offen. Das hört sich faszinierend an, aber es ist in Wirklichkeit ein Ding der Unmöglichkeit. Diese verschiedenen HIV-Viren sollen ja nicht andere Arten desselben Virus, wie es bei Syphilis die These war, sondern ganz verschiedene, voneinander getrennte Viren sein. Wenn wir davon ausgehen, daß zwei ganz verschiedene Viren sich über einen enorm langen Zeitraum unabhängig voneinander entwickelt haben, um im gleichen Augenblick ein und dieselbe Krankheit zu verursachen, dann sind wir in den Bereich von Science-fiction gelangt.

Die herkömmliche Behandlung von Aids

Ein Kranker mit vollem Aids-Bild hat nicht nur ein sehr geschwächtes Immunsystem, sondern leidet wahrscheinlich schon unter einer anderen Infektion. Die erste Verordnung in diesem Fall heißt: stärkere Antibiotika. Ein geschwächtes Immunsystem wird dadurch nicht gerade günstig beeinflußt. Jedes weitere Gift wird den Körper nur noch mehr schwächen. Aber dem Todkranken wird AZT angeboten mit den Worten: „Es ist sicher, daß Sie sterben, doch mit AZT haben Sie vielleicht ein paar Monate gewonnen." Die Aids-Kranken sind verzweifelt, ihre Angst ist erdrückend. Wenn sie wüßten, wie giftig AZT ist, würden sie sofort darauf verzichten.

Der durch die Medien bekanntgewordende Fall des berühmten Arthur Ashe, der angeblich durch verseuchtes Blut mit Aids infiziert wurde, gibt zu denken. Ihm wurde AZT verschrieben. Langsam und sicher ging es ihm immer schlechter. Er wollte dieses Gift nicht mehr nehmen und die Behandlung abbrechen. Aber er wollte auch seine Ärzte nicht beleidigen. Er wußte nicht, wie er seine Überzeugung, daß das Medikament schädlich für ihn war, in Worte fassen sollte. Also entschloß er sich, AZT weiter zu nehmen und starb an den Nebenwirkungen von AZT.

Eine Tragödie sollte reichen. Doch es gibt Hunderte und Tausende solcher Tragödien. Der psychologische Druck ist so heftig und vielfältig, daß die ohnehin psychisch am Boden liegenden Kranken völlig überwältigt werden. Es ist unvorstellbar, wie groß manchmal die Aggressionen und Denunzierungen gegen sie sind, wenn sie das Gift ablehnen. Sie nehmen kein AZT, sie überleben und dafür werden sie gehaßt. Michael Callan überlebte Aids länger als zehn Jahre. Sein ganzes Leben lang kämpfte er dafür, die Wahrheit über Aids öffentlich zu machen, und er beschreibt, wie schlimm es war: „Die Aids-

Kranken haben eine Mentalität wie von Medikamenten- und Drogenkonsumenten. Mit Entsetzen siehst du, wie deine Freunde durch AZT die Farbe von gekochtem Schinken annehmen. Du mußt schweigen und noch mit ansehen, wie ihre Muskeln schwinden. Immer häufiger brauchen sie Bluttransfusionen. Aufgrund der Medikamente beherrscht nach einer Weile die Psychose das Bild. Der Trumpf der offiziellen Medizin lautet dann: Genau das sind die Symptome von Aids, und es ist der Endzustand." Viele Aids-Kranken haben die Einstellung: „Was soll ich machen, mein Arzt empfiehlt es, und ich habe sowieso mein Leben lang Medikamente eingenommen. Ich kenne nichts anderes."

Der bereits genannte Duesberg, einer der bekanntesten Aids-Forscher, hat ausführlich über das Präparat AZT berichtet und seine Bedenken dagegen geäußert. Duesberg ist Molekularbiologe und wurde in den siebziger Jahren mit seinen Forschungen über Retroviren berühmt. Er suchte zur gleichen Zeit wie Gallo nach einem Virus, das Krebs verursacht und war daher in der Krebsforschung sehr gut bewandert. AZT war ursprünglich als Chemotherapeutikum gegen Krebs entwickelt worden. Als solches sollte es Zellen im Teilungsprozeß und auch andere Zellen abtöten.

> AZT wirkt also wie ein Immunsuppressivum und fördert damit genau das Gegenteil von dem, was man bei Aids erreichen will.

Der Aids-Kranke hat ja bereits ein geschwächtes Immunsystem. Es sei verrückt, sagt Duesberg, das Immunsystem in seinem ohnehin schon geschwächten Zustand noch mehr zu unterdrücken, indem man gesunde Zellen abtötet. Nach Duesberg ist der Zusammenhang zwischen Aids und HIV keineswegs bewiesen, d.h. das HIV als ursächliches Virus für Aids ist nur eine Fiktion und der Einsatz von Anti-HIV-Medikamenten daher rational nicht zu begründen.

Im Jahr 1984, nach der „Entdeckung" von HIV, bekam das Onkologieprogramm des NCI (National Cancer Institute) die Erlaubnis, ein Anti-HIV-Medikament zu entwickeln. Das Resultat hieß AZT. Es wurde trotz der Bedenken vieler Wissenschaftler eingesetzt, die in der langzeit-toxischen Wirkung ein zu großes Risiko sehen. Der Einsatz des Mittels wurde von den Regierungen Englands und der USA unterstützt. Die Herstellungsrechte erhielt die Firma Burroughs-Wellcome.

Es gab viele Stimmen, die sich gegen AZT aussprachen und die Verantwortungslosigkeit anprangerten, mit einem ungetesteten Mittel zu arbeiten. Duesberg versuchte dies deutlich zu machen und sagte: „Es ist die Hölle für das Knochenmark. Es ist ein Gift, ein Zytotoxicum, und tötet massenhaft ganz normale Zellen."
Die Immunzellen werden im Knochenmark produziert, und es ist unfaßbar, ausgerechnet diese zu zerstören. Und doch gibt es Tendenzen in der Medizin, die propagieren, die AZT-Dosis noch zu erhöhen, ja sie sogar zu verdoppeln.
Die Nebenwirkungen sind erheblich: Anämie, Leberschädigung, Erschöpfung, Übelkeit, Kopfschmerzen. Manchmal kollabieren die weißen Blutkörperchen, und die Menschen werden noch anfälliger für Krankheiten. Die Lebensqualität wird dadurch erheblich reduziert.
Warum wird dieses hochgiftige Medikament eingesetzt? Angeblich soll es das HIV daran hindern, sich zu teilen, obwohl gar nicht bewiesen ist, daß sich das HIV überhaupt teilt. Die größte Ungeheuerlichkeit ist, daß auch symptomlose HIV-Positive, ganz gesunde Menschen also, AZT nehmen sollen, weil es angeblich auch vorbeugend wirkt. Man ist der Auffassung, daß die Viren gestoppt werden müßten, bevor sie irgend etwas Böses anrichten. Schon Babys und Kleinkinder wurden Opfer einer solchen Behandlung, und hier wird die Angelegenheit äußerst ernst.

Die folgende Geschichte von dem Mädchen Lindsey ist aufschlußreich und auch ernüchtert: Lindsey, rumänische Adoptivtochter des Ehepaars Steve und Cheryl Nagel, wurde bald nach ihrem Eintreffen in den USA als HIV-positiv getestet. Sie war ansonsten gesund und hatte keine Symptome. Trotzdem wurde dem erst wenige Wochen alten Baby Retrovir-Sirup verordnet (AZT speziell für Babys und Kinder). In den nächsten 18 Monaten konnte beobachtet werden, wie es mit ihrer Gesundheit bergab ging. Es entwickelten sich große Unruhe und Hyperaktivität, die Nahrungsaufnahme war schlecht. Sie lehnte Milch ab, litt unter Übelkeit und Durchfall. Dann kamen starke Bauchkrämpfe dazu. Sie wachte drei Monate lang jede Nacht schreiend auf und krümmte sich vor Qualen. Die Eltern hatten glücklicherweise etwas über Duesberg gelesen und baten ihn um Rat. Er antwortete auf ihren Brief mit dem Rat, AZT sofort zu stoppen, sonst werde sie einen „Tod durch Verschreibung“ sterben.

Die Eltern hatten der behandelnden Ärztin natürlich von den Schmerzattacken erzählt, aber diese hatte bloß die Achseln gezuckt: „Was erwarten Sie denn, Ihr Kind hat schließlich Aids und liegt im Sterben.“ Die Eltern waren jedoch der Auffassung, daß die Nebenwirkungen von AZT die Ursache für den schlechten Gesundheitszustand waren. Als sie die Unterlagen von Duesberg erhielten, erkannten sie an der Beschreibung der AZT-Wirkung sofort, daß es das war, worunter Lindsey litt. Zwei Tage, nachdem sie das Medikament abgesetzt hatten, waren die Krämpfe verschwunden.
Glücklicherweise hat Lindsey ihre Gesundheit wiedererlangt. Aber andere Menschen sterben täglich an der Vergiftung durch AZT.

Der Wahn, die Vergiftungssymptome von AZT für Aids zu halten, führt zu der Fiktion, daß Aids und HIV unweigerlich den Tod bedeuteten.

Die Aids-Impfung und das Aids-Virus

Einige Zeit nach der „Entdeckung“ des Aids-Virus wurde die Aids-Impfung das heiße Thema. Es liegt zwar im Rahmen des Denkbaren, eine Prophylaxe gegen eine spezifische Krankheit finden zu wollen. Aber eine Prophylaxe gegen eine Krankheit, die gar nicht existiert, gleicht schon einem „Geniestreich“.
Die Impfungen sind ohnehin eine Sache für sich. Auf dem Weg dorthin werden wir von einer „Wahrheit“ zur nächsten geführt. Das ist ein endloser Prozeß, wobei wir manchmal stehenbleiben oder sogar mit Entsetzen ausrufen: „Nein, das bitte nicht auch noch!“
Auf dem Weg zur Wahrheit werden unsere Lieblingsmeinungen und -ansichten auf den Prüfstein gestellt. Wenn die logische Folge einer Tatsache einer unserer geliebten Meinungen widerspricht, dann sollten wir uns vor einem Kurzschluß bewahren, und die Logik nicht ausschalten. Es ist an der Zeit zu überprüfen und zu forschen. Für wahre Wissenschaftler und nach der Wahrheit Suchende gibt es keinen Kompromiß. Man kann nicht gleichzeititg an seiner Meinung festhalten und die Wahrheit auch haben wollen. Ein Kompromiß bedeutet, daß beide nebeneinander existieren können.

Die beiden Thesen, „Aids ist gleich HIV“ und „Aids ist gleich Fiktion“ und von daher sowieso Virus non existent, können nicht als Wahrheiten nebeneinander stehen. Die eine muß der anderen weichen. Sie können in einer Welt nicht beide gültig sein. Wenn die eine wahr ist, braucht die andere, wenn sie auch wahr sein soll, eine alternative Welt, ein alternatives Universum. Sie sind beide auf verschiedenen Paradigmen aufgebaut, die eine auf diesem und die andere auf einem ganz anderen. Manche widerlegen zwar die Existenz von HIV, aber Aids als Krankheit wird akzeptiert, obwohl die Logik sich dagegen sträubt. Andere lehnen nur AZT ab, und suchen nach harmlosen bzw. pflanzlichen Virostatika.

Wenn wir auf der Suche nach der Wahrheit die naheliegende Wahrheit nicht akzeptieren wollen, dann haben wir nur drei Möglichkeiten:
Wir gehen zurück zur ursprünglichen These: Aids existiert doch, HIV existiert doch.
Wir schließen Kompromisse und schaffen uns selbst die größten Konflikte.
Oder: Wir überwinden uns und gehen weiter.

Voraussetzung für einen Kompromiß ist eine gemeinsame Basis. In einer Beziehung zum Beispiel können zwei Menschen eine Strecke gemeinsam gehen, dann trennen sich ihre Wege eine Zeitlang, und gelegentlich treffen sie sich wieder. So ist das im täglichen Leben. Während der Zeit, in der sie zusammen gehen, gibt es eine gewisse gemeinsame Basis. Unsere ganze Denk- und Vorgehensweise hängt davon ab, auf welcher Basis wir arbeiten. Wenn die Basis für unser Leben lautet „Die Natur ist gütig und wird immer gütig sein, sie kann nur Gütiges schaffen", dann müssen wir alle logischen Konsequenzen daraus akzeptieren, auch wenn sie unsere Vorstellungskraft übersteigen. Zu dem Argument „Aber was ist mit dem Schlechten und Schädlichen in der Natur?" kann man logischerweise nur sagen, daß der Mensch selber alles Schlechte und Schädliche geschaffen hat. Auf der Basis von „Ein Gift ist ein Gift und kann nur schaden" ist auch der Mythos von angeblichen Nutzen von Impfungen zu betrachten.

Warum kommt die Wissenschaft im Fall Aids nicht weiter?
Die offizielle Version lautet: „Trotz weltweiter ungeheurer Anstrengungen, die Struktur des HIV zu verstehen und auf welche Weise es die Krankheit verursacht, stehen wir erst am Anfang. Je mehr wir über das Virus herausfinden, desto komplizierter wird es." Das hört sich sehr bescheiden an. Es ist wie in der Physik: Je mehr wir die physikalischen Zusammenhänge verstehen, desto größer wird das

noch zu untersuchende Feld. Aber es besteht doch ein großer Unterschied zwischen beiden Aussagen. Was die Physik erforscht, eröffnet zwar weitere interessante Gebiete, aber mit dem bereits Erforschten können die Physiker recht gut umgehen und vieles erheblich vereinfachen. Im Fall des HIV versteht man hingegen immer weniger, und das Thema wird immer komplizierter.

Nun kommt die nächste Ausrede: „Es ist so schwer, Aids zu erforschen und zu verstehen, weil es so viele Gattungen von HIV gibt." Das ist etwas ganz Neues. Bisher war von verschiedenen HIV-Viren die Rede, aber nicht von verschiedenen Gattungen. Also müssen die Forscher nun , die Teile der Viren identifizieren, die bei den verschiedenen Gattungen ähnlich sind. Nur auf der Basis der ähnlichen Eiweißteilchen kam die Aids- und die Aidsimpfforschung geführt werden. Man braucht aber große Mengen dieser Virus-Teilchen für die Forschung. Da sie im Blut auf natürliche Weise nicht vorkommen, müssen sie künstlich hergestellt werden. Die Zusammenstellung dieser ähnlichen Eiweißteile soll dann das HI-Virus mehr oder weniger repräsentieren. Denn sonst wird der Körper nach der Impfung keine „Aids-spezifischen" Antikörper produzieren.

Man kann sich leicht vorstellen, wieviel das kosten wird, wie teuer eine solche Impfung sein muß. Milliarden von Dollar sind bereits in die Forschung gesteckt worden. Das sind alles Gelder, die entweder durch Spendenaufrufe gesammelt wurden oder aus der Staatskasse stammen. Schon längst liegt die Forderung der Wissenschaftler auf dem Tisch, die Forschungsgelder zu verdoppeln:
„Dann können wir die HIV-Impfung höchstwahrscheinlich bis zum Jahre 2005 schaffen."
Und dieser Impfschutz soll gegen ein Virus wirksam sein, dessen Zusammenhang mit Aids gar nicht bewiesen ist! Dessen Existenz sogar in Zweifel zu ziehen ist. Hier geht es nicht um die generelle

Nutzlosigkeit bzw. Schädlichkeit der Impfungen und auch nicht darum, daß das Immunsystem in seiner Mechanik nicht so simpel ist, wie es dargestellt wird, sondern um ein fragwürdiges bzw. nonexistentes Virus.

Stumme Infektionen von HIV

Im Jahre 1992 wurde von Dr. Gene Shearer, Leiterin der „Cell-mediated Immunity“- Abteilung des NCI (National Cancer Institute in den USA) bei der Aids-Tagung in Amsterdam ein Vortrag über die (zelluläre Immunabwehr) gehalten. Bei dieser Art von Immunabwehr, werden die Viren in den infizierten Zellen gefangen. Anders ausgedrückt: Den Viren wird nicht erlaubt, aus den Zellen auszubrechen und sich im Körper zu verbreiten. Sollte das Virus anfangen aktiv zu werden, sorgen die zytotoxischen T-Lymphozyten dafür, daß es schon in den Anfängen samt Zelle zerstört wird. Die Forschung dieser Art von Abwehr ist noch jung. Der Test beinhaltet die Beobachtung der Reaktion von T-Helferzellen, die die zelluläre Immunabwehr einleiten, wenn synthetische HIV-Eiweiße injiziert werden. Eine positive Reaktion ist ein sicheres Zeichen für eine Zellinfektion bzw. einen Kontakt mit dem HIV-Eiweiß (die Zellen haben ein virus- bzw. eiweißspezifisches Gedächtnis).
Es wurden Untersuchungen bei Risikogruppen durchgeführt, die alle HIV-negativ ausfielen. Bei vielen konnte aber eine starke Reaktion auf die Eiweiße festgestellt werden. Es wurden auch Babys von HIV-positiven Müttern getestet, sogar außerhalb der Risikogruppen. Elf der 21 Babys zeigten eine positive Reaktion, aus der Nichtrisikogruppe zeigten zehn von 155 eine positive Reaktion. Für die Behauptung der absoluten Letalität des HIV bedeutet diese Entdeckung einen großen Schlag. Sie erklärt die Tatsache, daß bei diesen Menschen eine latente, inaktive, stumme Infektion von HIV vorhanden ist.
In Israel und Japan haben Forscher die gleichen Resultate erzielt.

Dr. Shearer war erfreut, daß eine HIV-Infektion nicht zwingend den Tod bedeutet. Die etablierte medizinische Welt jedoch zeigte keinerlei Bereitschaft, weitere Forschungen in dieser Richtung zu betreiben. Noch heute ist diese Seite von Aids nicht weiter bekannt. Es gibt auch keine Richtung der offiziellen Medizin, die fordert, daß die Maßnahmen und Behandlungen in Zusammenhang mit Aids überdacht werden sollten.

Das CDC bzw. sein Leiter wurde mit der Tatsache konfrontiert, daß es Fälle gibt, die als „Vollbild Aids" diagnostiziert werden, bei denen aber definitiv kein HIV vorhanden ist. Weiterhin wurde der Leiter beschuldigt, sechs solcher Fälle zu verheimlichen. Die Antwort war: „Ja, sie wurden als Aids diagnostiziert, die Vorgeschichte und die Symptome waren wie bei Aids, aber es war nicht Aids."
Nachdem Aids offiziell eine starke Immunschwäche ist, die durch HIV-1 oder HIV-2 verursacht wird und keines von den beiden Viren zu finden war, wurden die Fälle als Fehldiagnosen eingestuft: Diese Fälle sind kein Aids. Es herrschen die festen Überzeugungen: Ohne HIV kein Aids, und Aids ist ohne Ausnahme tödlich.

Auf dieser Basis ist die Entdeckung von Dr. Shearer uninteressant. Nun spielen aber, wenn sie auch sonst keine Beachtung finden, die Recherchen von Shearer und anderen eine wichtige Rolle bei der Entwicklung eines Impfstoffes. Für den Fall, daß es eine wirksame, natürliche zelluläre Abwehr gäbe, könnte die Stimulation der Produktion von Antikörpern sogar schädlich sein. Die eine Abwehr würde der anderen in die Quere kommen. Studien haben gezeigt, daß die Wahrscheinlichkeit dafür sehr groß ist. Es sollte also mehr Forschung auf dem Gebiet der zellulären Abwehr betrieben werden. Zur gleichen Zeit war der verstorbene Dr. Jonas Salk mit genau dieser Art von Forschung beschäftigt. Er sprach über das Zusammenwirken von Zellen und Viren als von einem Zustand von Leben und Lebenlassen. Das ist auf jeden Fall ein vernünftiger Ansatz. Allerdings ist die Grundlage seiner Forschungen nicht ganzheitlich. Das sieht man an der Äußerung: „Wichtig ist, daß es (HIV) nicht pathogen bleibt. Ich habe nichts dagegen, wenn es sehr schön in den genetischen Teil der Zelle eingebaut ist (und friedlich mit lebt), solange das Immunsystem auf seine Aktivierung vorbereitet ist." Genau dort liegt der Denkfehler: Aids ist die Folge von einem stark geschwächten Immunsystem. Wie soll ein zerstörtes Immunsystem mit dem „bösen" Virus fertig werden, falls es aktiv werden sollte?

Hypothese: HIV ist ein körpereigenes Eiweiß

Um einen „normalen" Impfstoff zu entwickeln, braucht man erstens eine Krankheit und zweitens eine Mikrobe. Viele Wissenschaftler haben bestritten, daß Aids als eine Krankheitseinheit existiert. Ihre Untersuchungen haben gezeigt, daß HIV-spezifische Antikörper ohne Kontakt mit dem Virus produziert werden können. Bei Menschen, die unter großem Streß stehen, vor allem älteren Menschen, schlägt der Aids-Test sehr häufig positiv aus. Läßt der Streß nach, bilden sich die Antikörper zurück. Die Aids-Forscherin Papadopulos-Eleopulos erklärt das mit dem Vorhandensein des Eiweiß LP 41. Auch das Eiweiß Actin hat das Molekulargewicht (MG) von 41 und ist in allen Zellen vorhanden, sogar in den Zellen aller Mikroben. Sie vermutet, daß die Reaktion, bei der dieses angebliche HIV-Protein mit dem MG 41 auftritt, wahrscheinlich ein Signal des Zellgewebes aufgrund von oxidativem Streß ist. Dies stellt auch die Existenz des HIV in Frage.

Hypothese: Es gibt kein HIV

Dr. Stefan Lanka, ein Mikrobiologe aus Dortmund, ging Anfang der neunziger Jahre, dieser Frage auf den Grund. Als erstes verlangte er von den Aids-Forschern Bilder von einem isolierten HIV-Teilchen, da bis dato kein Bild von HIV jemals publiziert worden war, nicht einmal von In-vitro-Material. Manche Forscher bestreiten dies und weisen auf die wenigen elektronenmikroskopischen Bilder von zentrifugiertem Zellmaterial hin, die angeblich HIV-Teilchen sein sollen. Lanka ist ein humorvoller Mensch, und er kommentierte die Bilder mit der Feststellung: „Sie wollen uns für dumm verkaufen." Auf seine Anforderung hin schickten die Forscher ihm dann doch Bilder. Lanka hatte an der Universität Konstanz mit einer Dissertation über die Isolierung von neuen Pflanzenviren promoviert. Er war mehr als enttäuscht von den Bildern, die er computersimuliert nannte. Dann führte er seine Forschungen selbständig weiter und fand heraus, daß das angebliche „Virus" in Wirklichkeit ein normales Zellprodukt ist.

Er erklärte die HIV-Isolierung der Aids-Forscher folgendermaßen: Eine komplizierte Reihe von mehreren gleichzeitigen Züchtungsserien mit richtungsgebenden Impulsen wird gestartet. Am Ende ist da eine Suppe von nicht aufeinander bezogenen RNS-Sequenzen. Diejenige Sequenz mit der richtigen HIV-Länge wird herausgenommen. Sie ähnelt dem Genom der anderen sogenannten Retroviren. Wenn die Forscher damit weitere Untersuchungen machen, sind sie völlig ahnungslos, daß das, was sie als HIV ansehen, ein Transposon ist, ein ganz normales Zellprodukt. Die meisten Forscher arbeiten mit geklonten genetischen Sequenzen. Dies setzt voraus, daß die Original-suppe richtig gekocht worden ist.

Hypothese: Es gibt keine Retroviren

So kann man auch die phänomenale Eigenschaft des HIV, mutieren zu können, erklären. Bei dem Vorgang wird eine große Vielfalt von normalen genetischen Sequenzen isoliert und identifiziert. Diese Sequenzen variieren von Präparat zu Präparat. Nachdem Lanka kein

Aids-Virus finden konnte, das heißt, nachdem sich das Aids-Virus als normales Zellprodukt herausstellte, setzte er seine Forschung über Retroviren fort, um vielleicht dort Hinweise zu finden. Die Ergebnisse waren noch überraschender. Es zeigte sich, daß Retroviren eine Geburt der Einbildung sind. Es gibt keine Retroviren, sondern eine ganz normale Zellfunktion, die reverse Transkriptase, war fälschlicherweise als Retrovirenaktivität bezeichnet worden. Das heißt: zelleigenes Material wurde als Virus hingestellt. Es gibt also nicht nur kein HIV, sondern auch keine Retroviren. Wie soll man da im herkömmlichen Sinne einen Impfstoff herstellen!

Die Schwierigkeiten der Aids-Kranken

Ein Aids-Kranker ist nach der offiziellen Definition nicht nur ein Mensch mit schwachem Immunsystem, sondern auch ein HIV-positiver, ja sogar ein HIV-negativer Patient, wenn PCP diagnostiziert worden ist oder eine andere Aids-definierende Erkrankung vorliegt und wenn die T-Helferlymphozyten unter 400/mm3 liegen. Nach dieser Definition wären auch gesunde Menschen mit keinerlei Symptomen aidskrank, da sie mit HIV infiziert sind, würde in ihnen eine Zeitbombe ticken.

Manche der phantastischen Theorien über die Wirkungsweise von HIV entsprechen genau *diesem Bild der Zeitbombe*. Die Tatsache, daß es nur so geringe Mengen von HIV bei Aids-Kranken gibt, wird folgendermaßen erklärt: Das HIV selber macht nichts, sondern schickt ein Signal, wodurch die T-Helferzellen so verwirrt werden, daß sie sich überflüssig fühlen und Harakiri begehen. Dies wird in der Fachsprache Apoptose genannt. Nach diesem Harakiri ist das Feld frei, das Immunsystem deaktiviert, und der Feind kann in Ruhe alles erobern.

Die Slow-Viren-Theorie

Solche Vorstellungen, auch wenn sie nur beiläufig erwähnt werden, können einem Menschen, der sowieso mit großer Angst kämpft, einen gehörigen Schrecken einjagen. Es gibt noch eine Variante dieser Theorie, mit der die lange Latenzphase des Aids-Virus von 10 bis zu 25 Jahren erklärt werden soll: Das Aids-Virus wartet so lange, bis eine gute Gelegenheit auftaucht. Duesberg hat immer wieder versucht, die Absurdität dieser Vorstellung von einer Art Latenz aufzuzeigen. Die Existenz eines „slow-virus“ ist noch nirgendwo gezeigt und bewiesen worden. Viren können bei einem geschwächten

Immunsystem eine langsame Wirkung haben oder sie können dann ausbrechen, wenn der Organismus depressiv (unterdrückt) wird. Aber ein „slow-virus“ soll angeblich die Fähigkeit haben, nach beliebig vielen Jahren bei einem bis dahin gesunden Menschen unabhängig vom Status des Immunsystems die Krankheit auszulösen.

Die 2. Variante der Slow-Viren-Theorie

Noch eine andere Theorie, die die Latenzzeit und die Wirkungsweise von HIV erklären soll, wurde vor ein paar Jahren entwickelt: Zwischen dem Immunsystem und dem Virus gibt es einen gewaltigen Kampf, sobald eine Infektion stattgefunden hat. Dieser Kampf tobt im Geheimen, und keiner merkt es. Das tödliche Virus produziert täglich 100 Millionen bis 1 Milliarde Exemplare seiner selbst und tötet eine Milliarde Immunzellen täglich, das Immunsystem kämpft dagegen und bringt eine Milliarde neue T-Zellen zum Einsatz. So können Jahre vergehen, ohne daß man das geringste merkt, bis das Virus schließlich die Oberhand gewinnt.
Diese neue Theorie, die aus dem schlafenden HIV ein höchst aktives Virus macht, basiert auf Beobachtungen mit der PCR-Methode. Die Polymerase Chain Reaction ist eine höchst empfindliche Technik. Mit ihr kann z.B. eine DNS millionenfach oder mehr vergrößert werden. Sogar ein einziges Molekül kann sie nachweisbar hochmultiplizieren. Genau diese Eigenschaft macht jedoch die Methode anfällig für Fehler, sowohl in der Anwendung als auch in der Interpretation. Es gibt viele Faktoren, die dramatische Unterschiede bewirken können.

Ein Verfechter dieser neuen These hat früher selbst gesagt, daß mit der PCR-Schätzung der HIV-Titer von dem richtigen Wert mindestens um das 60.000-fache abweicht. Andere Autoren behaupten, sie

können ihre These mathematisch genau darstellen, ohne diesen gewaltigen Unsicherheitsfaktor zu berücksichtigen
Dr. Mark Craddock, ein Mathematiker aus Sydney, Australien, widerlegte die Ansicht, daß die Basis für die Messungen, die sogenannte QC-PCR (quantitive competitive PCR) ungültig sei. Winzige Abweichungen im Muster könnten, wenn sie exponentiell vergrößert würden, die Schätzwerte bis zu 100.000fach erhöhen. Wie soll man da die Größe des Fehlerquotienten wissen?

Schließlich weist er noch nach, daß sich Aids nach dem Krankheitsmodell dieser Autoren innerhalb von Tagen und Wochen entwickeln müßte und nicht innerhalb von Jahren. Sein Forschungsbereich erstreckt sich auf das statistische Verhalten von Infektionskrankheiten. Die von Aids betroffenen Menschen haben es bei diesem unterschiedlichen Stand der Wissenschaft sehr schwer. Die Wissenschaftler, die es geschafft haben, der Forschung eine gewisse offizielle Richtung zu verleihen, kann man nicht dazu bewegen, sich für das Wohl der Aids-Kranken einzusetzen. Die anderen, die eine gewisse Vernunft in die Angelegenheit gebracht haben, sind leider nicht imstande, eine Gegenbewegung zu starten. Der Aids-Kranke steht ratlos zwischen den streitenden Lagern und bittet um Hilfe. Er ist der für Laien unverständlichen Auseinandersetzung, die mit technisch verworrenen Begriffen geführt wird, ausgeliefert.

Die Hoffnung ist aber das Tor zum Leben. Sie gibt uns die Kraft, weiterzumachen, auch wenn die Chancen begrenzt sind. Sie baut den Willen auf, um standfest bei dem Entschluß zu bleiben und gegen alle Widerstände weiter zu kämpfen. Der Kranke setzt seine Hoffnung auf Personen, deren Aufgabe es sein sollte, sein Leben zu erhalten. Doch diese haben den Mikroben alle Macht gegeben. Sie nehmen dem Aids-Kranken jede Hoffnung. Sein Glauben an die innewohnende allmächtige Heilkraft wird gnadenlos erschüttert.

Das bedeutet nicht, daß die Menschen bzw. die Menschheit durch ihre Lebensweise und ihre zerstörerischen Neigungen keinen Einfluß auf die Mikroben ausüben. Im Gegenteil, die Menschen haben viele Bakterien pathogen (krankmachend) umgestimmt. Nun kommt es darauf an, den Feind wieder zum Freund zu gewinnen.
Die Mikroben sind einfache Wesen, nicht launisch und unnachgiebig wie der Mensch. Sie reagieren sofort auf eine positive Kraft und werden wieder nicht-pathogen. Darin liegt die Macht der Homöopathie. Die Homöopathie wandelt die krankmachende Kraft im Menschen selber ins Positive um, und so werden die Viren zu Helfern. Danach ist es nur noch eine Frage der Zeit, bis die Ordnung im Organismus wiederhergestellt ist. Sollte aber Krieg gegen den sogenannten Feind geführt werden, dann hat dieser keine andere Wahl, als sich zu wehren und mit der Zeit immer resistenter und giftiger zu werden. Er trägt dann noch mehr von dem Gift in sich, das der Mensch ihm einverleibt hat.

Die erste Schwierigkeit des Aids-Kranken ist daher, wieder Hoffnung zu schöpfen. Wenn er hoffnungsvoll ist, wird er nach den ersten Schlägen kämpfen. Durch seinen Kampf und seine Suche wird sein Überlebens- und Selbstheilungsmechanismus wieder aktiviert. Sein gesunder Menschenverstand wird ihn dazu bringen, einfache Dinge zu tun, um seine Gesundheit zu verbessern. Wenn sich der Allgemeinzustand bessert, wird seine Hoffnung wachsen. Aber er muß auf die nächsten Attacken gefaßt sein. Die Welt ist sehr heimtückisch. Genau da, wo man Verständnis oder Hilfe erwartet, lauert oft die schlimmste Gefahr.

Der weitere Verlauf ist individuell verschieden, je nachdem wie weit sich der Mensch verschiedener Faktoren bewußt ist, die die Gesundheit und das Leben betreffen. Vielleicht sagt er „hirnverbrannt“ und löst sich auf einen Schlag von dem Unsinn. Vielleicht findet der

Ablösungsprozeß langsam statt, oder es kommt überhaupt nicht dazu. Zu viele gehen immer noch den Weg, auf dem sie keine Hoffnung finden können.

Viele Aids-Kranke haben oft schon mit der tödlichen Therapie angefangen und stehen jetzt vor lebenswichtigen Fragen. Sie dürfen diese Fragen jedoch nicht stellen, denn es gibt wenig Raum für Diskussionen.
Wagt es ein Aids-Kranker, die „Autorität" anzuzweifeln, löst er einen Sturm von Entrüstung aus, und Zorn schlägt ihm entgegen. Es kann passieren, daß er für seine „Dummheit" bis zur Demütigung zusammengestaucht wird. Vielleicht empört sich dann die nach Trost und Hoffnung suchende Seele und beschließt, mit so etwas nichts mehr zu tun haben zu wollen. Besonders gefährlich ist das wohlwollende Verneinen nach dem Motto „Wie können Sie so etwas denken" und „Wir wollen ja das Beste für Sie".

Gegen Schuldgefühle zu kämpfen ist oft am schwierigsten. Die Angst, den Freund zu verlieren, seine wohlwollende Liebe nicht mehr zu erfahren, kann den Überlebensinstinkt ersticken. Es ist nicht einfach, zu sagen: „Ich verzichte auf eine Freundschaft, die mir schadet." Es gehört eine gewisse Selbständigkeit zur Innenschau, die einen durch die Flut der Emotionen gehen läßt, aber an dem Wesentlichen festhält, den Eigenanteil am Ganzen im Auge behält und nüchtern die Fakten bedenkt. Im Falle von Aids geht es um den tatsächlichen Gesundheitszustand. Ist man wirklich „todkrank", betrachtet man nüchtern die angebotenen Chancen.
Aids wird als Viruserkrankung bezeichnet, das heißt, die Schulmedizin wird versuchen, eine antivirale Therapie zu entwickeln. Aus der Sicht der Allopathie sind diese antiviralen Therapien ohnehin fraglich, das heißt ihre Effektivität ist auch nach Meinung der Schulmedizin nicht zufriedenstellend.

Diese Tatsache ist schon ein glücklicher Umstand für die Betroffenen, denn im anderen Fall würden sie maßlos mit Medikamenten bombardiert werden.
Die Geschichte von AZT ist nicht sehr schön. Auch darüber gibt es ein Buch „Vergiften durch Verschreibung: Die AZT-Story". In diesem Buch analysiert der Autor Duesberg die Studien, die eine angebliche Effektivität dieses Medikamentes beweisen. Er zeigt, daß die strengen Regeln, die für solche Tests gelten, nicht eingehalten werden. Zum Teil wurden sie sogar gänzlich außer acht gelassen. Die schlechten Ergebnisse von AZT waren bekannt, aber die FDA (Food and Drug Administration, US-Behörde für das Arzneimittelwesen) stand unter unwahrscheinlichem gesellschaftlichem Druck, so schnell wie möglich ein Mittel gegen Aids zu finden. Also entschied sich ein hoher Beamter gegen die Einwände und für AZT.

Geht man als Aids-Kranker seinen eigenen Weg, können einem natürlich Zweifel kommen: Was, wenn die anderen doch recht haben und ich einen Fehler mache? Vielleicht habe ich nun meine Chancen verspielt?
Wer nicht auf die allgemeinen Ratschläge hört, wird leicht für verrückt und exzentrisch erklärt. Wenn man bedenkt, daß die Existenz einer Aids-Demenz verbreitet wird, könnte das sogar zutreffen, und nun wird es für den Patienten gefährlich. Manche werden sagen, er leide unter Paranoia. Sein Bemühen, sich durchzusetzen und trotzdem mit den ihm Nahestehenden in Liebe und Frieden zu leben, könnte auf eine harte Probe gestellt werden. Versucht er zu massiv seinen Willen durchzusetzen, ist der Weg in die Psychiatrie nicht mehr weit.

Am schlimmsten ist es aber, wenn Nahestehende sich abwenden, wenn Ehen oder Freundschaften auseinandergehen, weil ein Mensch um sein Leben kämpft. Die Dramatik des eigenen emotionalen

Durcheinanders ist ebenfalls nicht zu unterschätzen. Im Laufe des Heilungsprozesses müssen die Emotionen nach und nach umgeordnet werden. Jede Überwindung kostet viel Kraft, auch wenn man daran wächst. Hat man es geschafft, die Krankheit in den Griff zu bekommen und möchte den anderen mitteilen:

„Es gibt Hoffnung", dann ist die Flanke offen für weitere Attacken. Manchmal könnte man das Gefühl haben, niemand hört auf einen. Aber irgendwo gibt es immer jemanden, der die helfenden Worte auffängt und dankbar ist.

Zusammenfassung:

- Aids ist der Zustand eines durch lebenswidrige Stoffe und Umstände stark geschwächten Immunsystems.
- Drogen, Medikamentenmißbrauch, sexuell stimulierende Medikamente, Pestizide und Umweltgifte tragen ihren Teil dazu bei.
- HIV-positiv bedeutet nur, daß der Mensch irgendwann mit dem Virus (sofern es überhaupt existiert) in Kontakt gekommen ist und es zu einer Auseinandersetzung kam.
- Eine Erhöhung des Antikörpers bedeutet nicht, daß eine Krankheit ausgebrochen ist.

II. Therapie

Die alternativen Methoden

Auch die alternativen Therapien müssen auf den Prüfstand der reinen Wissenschaft. Die reine Wissenschaft ist unpersönlich, und der Erfolg oder Mißerfolg hängt von der genauen Anwendung der zugrundeliegenden Prinzipien ab. Diese Prinzipien müssen, um wahrhaft gültig zu sein, der Natur und den Lebensgesetzen folgen und davon abgeleitet sein. Wenn man die Prinzipien anwendet und es mal nicht funktioniert, dann gibt es keinen Grund zur Besorgnis, da man weiß, daß irgendwo eine Regel, ein Prinzip nicht richtig angewendet wurde. Sorgfältiges Suchen und Überprüfen wird uns wieder zur Klarheit und zum Erfolg führen.

Deshalb sollten wir die Denkmuster, die hinter einer Therapie stehen, genau betrachten. Wir sollten sehen, was diese Therapie bezwecken will. Will sie den Kern und die Ursache angehen, und wenn ja, auf welcher Ebene bzw. auf welchen Ebenen? Oder will sie irgendwelchen Symptomen oder erdachten Ursachen in der Außenwelt nachjagen? Die reine Wissenschaft ist keiner Mode unterworfen. Neue Entdeckungen erweitern das Bestehende, aber sprengen es nicht. Eine neue Mode überschattet die vorhergehende. Eine neue Mode-Wissenschaft verspricht uns das bestmögliche Leben, aber sie sagt uns nicht, daß wir in uns schauen müssen, um unsere Lebensweise kritisch zu betrachten. Sie ist ein Trugbild, eine Illusion.

Bei der gesamten Aids-Therapie handelt es sich um die Mißachtung verschiedener Lebensprinzipien. Das hat es schon früher gegeben, aber so extrem wie bei Aids, wo die Therapie durch lebensmüde machende, giftige Medikamente die Krankheit „unterstützt", war es wohl noch nie.

Lange Zeit war es Mode zu sagen: „Töte das Bakterium und lebe weiter, wie du willst.“ Als man es nicht fand, kamen die „hochinteressanten“ Retroviren (auch wenn es sie nur in der Phantasie gibt), und die neue Mode hieß: Finde das Retrovirus, und dann brauchst du nur ein Medikament, um es zu erledigen.

Dies ist eine sehr gefährliche Art und Weise, zu leben und zu denken. Wenn wir an eine Therapie geraten, die dies Muster nicht beiseite geschoben hat, was sollen wir dann davon halten? Sollen wir die pflanzlichen bzw. natürlichen Antibiotika und Virusstatika (sogenannte „sanfte Schulmedizin“ gleich „sanfter Krieg“) akzeptieren? Machen wir dann nicht den gleichen Fehler? Iß oder trink oder nimm dies oder jenes, und lebe weiter, wie du willst?

Auch wenn wir uns hauptsächlich des physischen Bereichs bewußt sind, spielt sich das Leben in Wirklichkeit auf höheren Ebenen ab. Solange das alte Gedankenmuster bleibt, werden wir nur eine Therapie durch die andere ersetzen, bzw. die Medikamente auszutauschen. Ein Schulmediziner, der die Aids-gleich-HIV-Theorie ablehnt, wird weiter in der Schulmedizin die Therapie suchen. Aus dem gleichen Denken ist die Theorie Aids gleich Syphilis entstanden. Die Syphilis-Spirochäte wäre danach Ursache für die Lebensweise des Aids-Kranken, und dadurch wäre dann das Immunsystem zusammengebrochen.
In dieser Diskusion werden ausführliche Beobachtungen der alten Pathologen zitiert, die dicke Bücher füllen. Sicherlich waren sie sehr gute Beobachter und haben alles sorgfältig zusammengetragen und geordnet. Aber es steht da nichts darüber, inwiefern sie die Lebensweise der betreffenden Syphilitiker mit berücksichtigt haben, ihre Lebensumstände, Hygiene, psychologische Faktoren. Hiermit ist natürlich nicht die Tatsache bestritten, daß Syphilis einen gewissen typischen Krankheitsverlauf hat. Aber woher nehmen wir die Gewiß-

heit, daß das plötzliche Aufflammen von Syphilis nach manchmal 20 Jahren nicht etwas mit der allgemeinen Lebensweise zu tun hat? Woher wollen wir wissen, ob ein Kranker sich im dritten Stadium von Syphilis nicht wieder neu infiziert hat? Eine erneute Infektion ist noch virulenter als die vorangegangene.

Und so gibt es viele Fragen, die beantwortet werden müßten. Die alternative, angeblich „sanfte" Therapie besteht dann darin, mit Benzathine-Penicillin in sehr hohen Dosen (2,4 Millionen Einheiten pro Woche für mindestens 6 – 8 Wochen) zu behandeln. Oder mit Doxycycline 400 mg täglich über 2 Jahre oder länger. Diese Behandlung basiert auf den Therapien, die in Rußland durchgeführt wurden, und fußt auf der These, daß die Syphilis-Spirochäten sehr schnell in die Zellen gelangen und die normale schulmedizinische Behandlung mit Antibiotika längst nicht alle Bakterien abtötet. Deshalb seien sehr hohe Dosen über lange Zeit notwendig. Angeblich sind die Erfolge bei Aids-Kranken sehr gut. Nur weiß man nichts über die Auswirkungen, geschweige denn über die Spätfolgen dieser hohen Antibiotikagaben.
Vor dem gleichen Hintergrund sollten wir alle alternativen Therapien betrachten. Gehen diese Therapien von der Aids-gleich-HIV-These aus? Betrachten sie Aids als eine für sich bestehende Krankheitsentität? Eine Besserung z.B. des Kaposi-Sarkoms und anderer Infektionen hat mit Ursachenbehandlung nichts zu tun.

Die Aids-gleich-Syphilis-Befürworter behaupten auch, daß die bisherige Penicillin-Behandlung bei Syphilis symptomatisch gewesen sei und funktioniert hat. Sobald die Symptome nachließen und Syphilis negativ getestet werden konnte, wurde die Behandlung abgeschlossen. Aber die russischen und auch andere Studien haben zeigen können, daß die Spirochäten immer noch massenweise in den Zellen steckten und daß auch Unmengen der Antibiotika die BBB

(Blood Brain Barrier, Blut-Gehirn-Schranke) nicht durchbrechen konnten. Das heißt, daß die Spirochäten im Gehirn verschont bleiben. Dazu sagen dann die Verfechter der symptomatischen Behandlung: „Erstens waren es nicht genügend Antibiotika, und zweitens war es nicht die richtige Sorte."

Durch die intensive Antibiotikabehandlung bilden sich die Kaposi-Sarkome zurück, und die anderen Infektionen verschwinden. Der Mensch fühlt sich erst einmal wohler. Wir wissen aber, daß dieser Sieg trügerisch ist. Der Körper erkrankt später immer wieder neu, bis nichts mehr hilft. Aus diesem Grund wurden in Rußland an Syphilis Erkrankte lebenslang mit Penicillin behandelt.

Auch nach AZT fühlen sich die meisten Patienten kurzfristig wohler, sogar die Zahl der T-Helferzellen steigt an. Aber bald geht es wieder bergab. Die AZT-Gegner vermuten, daß die anfängliche Besserung auf dem Placebo-Effekt beruht. Der Mensch setzt seine ganze Hoffnung auf das Medikament. Aber die Wirkung des Giftes ist zu mächtig, so daß die Illusion bald verfliegt. Das ist das große Problem - auch bei den „sanften" Giften. An dem Trugbild kann man lange festhalten.

Nur das tiefere Verständnis der Lebensprinzipien kann uns vor dieser Illusion retten. Die Placebo-Wirkung kann manchmal erheblich sein. Deshalb ist nicht die Besserung der Symptome das Ausschlaggebende, sondern die Stabilität, die der Kranke erreicht. Diese Stabilität muß anhalten und darf nicht durch jede Umweltbelastung erschüttert werden. Erst dann können wir von einem wieder erlangten Gesundheitszustand sprechen. Niemand kann sagen, ob die Besserung bei einer alternativen Therapie nicht einfach schon durch das Weglassen von AZT oder anderer Virustatica bedingt ist. Derjenige, der noch gesund und vital ist und nur aufgrund des positiven HIV-Tests ein

Virustatikum erhalten hat, wird sich bestimmt bald wieder gesund fühlen, wenn er das Gift wegläßt.

Erst eine freiwillige Änderung der Lebensweise auf physischer, seelischer und geistiger Ebene sowie das Erreichen einer gewissen Stabilität sind ein Kriterium für eine gelungene Therapie.

Die Wirkungsweise der Homöopathie

Wir haben uns daran gewöhnt, für alle Mißstände eine Ursache außerhalb von uns, bzw. einen Schuldigen zu suchen. Die Naturphänomene und das Leben sind aber miteinander so eng verwoben, daß man kein Verständnis für das Geschehen bekommen kann, wenn nur ein Faden aus dem ganzen Gewebe herausgezogen wird. An einem Geschehen haben alle Beteiligten ihren Anteil, und auch die Umstände sind mit zu berücksichtigen. Meistens ist es ein ganz bestimmter Mensch oder Faktor, der eine Angelegenheit ins Rollen bringt. Die volle Aufmerksamkeit zentriert sich dann auf diesen Auslöser. Die anderen Beteiligten haben, jedenfalls bis zu einem gewissen Zeitpunkt, immer die Möglichkeit, auszusteigen oder die Konsequenzen abzuwenden.

Wir können in drei verschiedenen Weisen auf ein Geschehen einwirken: unterdrückend, beruhigend oder heilsam.

Unterdrückende Behandlungmethoden richten sich gegen den angeblichen auslösenden Faktor (Sündenbock) und wollen ihn mit Gewalt ausschalten oder vernichten. Zum Beispiel werden Bakterien als angebliche Krankheitsursache mit Antibiotika getötet. Die daraus resultierenden Schäden, die oft viel größer sind als vermutet, müssen in Kauf genommen werden. Diese Methoden haben ihre Berechtigung in festgefahrenem Denken und Handeln, bei denen die Bereitschaft und das Vertrauen fehlen, sich auf etwas Neues einzulassen, insbesondere bei lebensgefährlichen Situationen. Ein schlechtes Allgemeinbefinden und eine zerstörte Darmflora werden gerne in Kauf genommen, wenn dadurch ein Leben gerettet werden kann. Manchmal kann es monatelang dauern, bis die Folgen der Antibiotika wieder beseitigt sind. Schlimmstenfalls verfestigen sich die Auswirkungen der Antibiotika als chronische Erkrankungen.

Beruhigende Maßnahmen sind solche, die einen Krankheitsverlauf abmildern können, aber noch keine heilende Wirkung haben: z. B. Wickel und Getränke, um bestimmte Organe anzuregen und die Ausscheidung zu verbessern usw.

Heilsame Therapiemethoden sind solche, die den Frieden wiederherstellen, indem sie die Gesamtstruktur derart umwandeln, daß die verschiedenen Faktoren wieder miteinander harmonieren.

Homöopathie ist unter den Heilmethoden, die Arzneien verwenden, eine der kraftvollsten.
Jede Konstellation hat in ihrem Kern die Möglichkeit, destruktiv bzw. krankhaft zu werden oder konstruktiv und damit heilsam. Die Homöopathie arbeitet mit den spezifischen positiv-konstruktiven Möglichkeiten einer Konstellation. Sie ersetzt das Krankhafte oder wandelt es in das Heilsame um. Es herrscht wieder Harmonie, und der Organismus kann sich wieder regenerieren, indem der abgelaufene Prozeß rückgängig gemacht wird. Dies geschieht meistens relativ zügig. Den Rest bewirken erholsame Maßnahmen wie gesunde Ruhe, Schlaf und gute Ernährung. Vor diesem Hintergrund wird uns klar, warum es heißt: „Ähnliches wird durch Ähnliches geheilt." Die heilende Kraft muß jedoch positiver und stärker sein als die krankmachende.

Es sind also immer die grundlegende Konstellation und der auslösende Faktor, die zusammen einen Verlauf bestimmen. Daher können wir verschiedene Verläufe haben, bei denen die grundlegende Konstellation jeweils gleich ist. So kann zum Beispiel aus Kohle Diamant oder Graphit werden. Aus diesem Grund bestimmt nicht die Diagnose die in Frage kommenden Mittel, sondern die grundlegende Konstellation. In der gleichen Weise entscheidet nicht die Diagnose der Krankheit über die Prognose, wie wir es von der Schulmedizin her gewohnt sind, sondern die individuellen Möglichkeiten des Menschen, d.h. seine geistigen, körperlichen und seelischen Stärken und Schwächen.

Die miasmatischen Hintergründe

In der Homöopathie führen wir alle Krankheitsprozesse auf eine fundamentale Mißachtung bestimmter Lebensbereiche zurück, woraus sich dann die „falsche“ Lebensweise entwickelt. Hahnemann, der Entdecker und Entwickler der Heilweise Homöopathie, stellte diese grundlegende These dar und baute seine Heilmethode auf dieser Theorie auf. Er nannte die Krankheitsursachen Miasmen. Das Wort stammt aus dem Griechischen und war damals (vor etwa 200 Jahren) sehr geläufig. Es bezeichnet das krankhafte Milieu samt seiner krankhaften Ausdünstung. Das krankhafte Milieu aber entsteht zuerst in dem Menschen durch die „falsche“ Lebensweise, wodurch dann seine Umwelt eine krankhafte Form annimmt. Das geläufige Verständnis von Miasmen bezog sich auf krankmachende Orte in der Umwelt (wie z.B. ein Sumpf), deren Ausdünstungen langsam die Gesundheit untergraben. Hahnemann benutzte diesen Begriff, um das ursächlich Krankhafte im Menschen zu bezeichnen, und er beschrieb drei Miasmen, die Psora, die Sykose und die Syphilis. Damit meinte er nicht die Äußerungen, die durch diese Grundursachen im Kern des Menschen ausgelöst werden, sondern die Ursachen selbst.

Homöopathen in der Nachfolge Hahnemanns stellten noch vier weitere Miasmen dar und erweiterten die Beschreibung der alten und neuen Miasmen zum Teil. Heute können wir aus dem Charakter der Miasmen darauf schließen, welches Miasma welchen Teil des Lebens mißachtet. Es gibt keinen Menschen - es sei denn, er ist ganz gesund -, der nicht in irgendeiner Weise alle Lebensbereiche mißachtet, weil das Kranksein auf irgendeiner Ebene eine Mißachtung eines Teil des Lebens bedeutet. Beim Festlegen des miasmatischen Hintergrundes geht es darum, festzustellen, welche Miasmen hauptsächlich beteiligt sind. Die vier weiteren Miasmen heißen: Tuberkulose, Carcinose, Pseudo-Sykose und Pseudo-Syphilis.

Betrachten wir nun die miasmatischen Hintergründe von Aids im Sinne der Homöopathie. Aids als eine Krankheit existiert nicht, aber als Krankheitsäußerung schon. Die Homöopathie unterscheidet nicht, welche äußeren auslösenden Faktoren einen gewissen Verlauf in Gang setzen, sondern sie sagt, daß solch ein Zustand nur bei einer gewissen inneren Konstellation möglich ist. Weiterhin sagt sie, daß die Umstände des Krankheitsverlaufs durch die inneren Ursachen bestimmt sind. Das hört sich so an, als ob „Aids" nach der homöopathischen Sichtweise ebenfalls nur eine Ursache hätte, wie es die HIV-gleich-Aids-These in der Schulmedizin festlegt. Es gibt aber große Unterschiede.

Erstens handelt es sich hier um seelische Ursachen, zweitens können die äußeren Umstände andere innere Ursachen miteinbeziehen und das Krankheitsbild entsprechend modifizieren. Genau hier liegt der dritte und wichtigste Unterschied: die inneren Ursachen, die Umstände und das individuelle Krankheitsbild bestimmen die Behandlung. Die Homöopathie gibt ein Mittel nicht gegen ein Virus bzw. gegen die „Krankheit", sondern entsprechend der momentanen Krankheitszeichen. Also müssen wir Aids zum einen aus der Sicht der Immunschwäche betrachten und zum anderen aus der Sicht der Lebensweise. Aids-ähnliche Zustände durch Unterernährung, andere Krankheiten, Pestizide oder andere Chemikalien sind nicht unser Thema, obwohl selbstverständlich für deren Behandlung viele von den Mitteln in Frage kommen, die auch bei „klassischem" Aids verwendet werden. Das „klassische" Aids ist für uns der Zustand, der durch eine

ähnliche Geisteshaltung und Lebensweise entsteht, wie sie bei den homosexuellen Aids-Kranken in den USA beobachtet wurde. Kennzeichen dieser Geisteshaltung ist das maßlose Befriedigenwollen von Trieben, und zwar nachdem man eine gewisse Freiheit bekommen hat, nach dem Motto:
Jetzt sind wir frei und können machen, was wir wollen.

Eine Studie über Aids-Kranke zeigte folgende Gemeinsamkeiten:
- Sie arbeiten oft sehr viel.
- Dadurch entsteht ein Hang zu Stimulanzien.
- Sie versuchen, ihr oft monotones Leben mit Drogen zu bereichern.
- Nach einem harten Arbeitstag oder einer harten Arbeitswoche brauchen sie nette Abwechslung und Gesellschaft, also wird Nachtleben zur Gewohnheit.
- Die Essensgewohnheiten tendieren zu Fast- und Junkfood, da man keine Zeit für eine anspruchsvolle Ernährung hat.
- Der Körper reagiert mit „unangenehmen“ Symptomen bzw. „Zuständen“. Da diese stören, werden sie gewohnheitsmäßig mit Medikamenten beseitigt.
- Promiskuität.

Wenn wir die obige Zusammenstellung betrachten, wird uns klar, daß verschiedene Miasmen dabei eine Rolle spielen. Die Unzufriedenheit mit dem Leben läßt den Eigensinn nach Lust und Laune blühen. In homöopathischen Worten: Die Pseudo-Syphilis löst die Tuberkulose aus, wonach der Weg frei ist für die anderen Miasmen wie Syphilis, Pseudo-Sykose und zum Teil auch Sykose. In der Homöopathie betrachten wir die Miasmen als das Mißachten der sieben Gebote der Seele und des Geistes. Zusammengefaßt kann es so dargestellt werden:

Psora – das Mißdeuten des gegebenen Versprechens.
Sykose – das Nicht-wahrnehmen-Wollen des Versprechens.
Syphilis – mit Macht das Versprechen brechen.
Tuberculose – das Versprechen nur bedingt (eigenwillig) achten.
Carcinose – das Versprechen der eigenen Vorstellung anpassen.
Pseudo-Sykose – das maßlose Mißachten des Versprechens.
Pseudo-Syphilis – die Konsequenzen der Mißachtung des Versprechens verdrängen.

In der Gesamtkonstellation steht trotzdem ein Charakteristikum bzw. ein Miasma im Vordergrund. Daher kann ein Aids-Mensch eher tuberkulinisch sein (eigenbrötlerisch, auf sich angewiesen) oder pseudo-syphilitisch (mehr emotional bedingte Schwierigkeiten) usw. Das ist allerdings bei jedem Menschen so und keineswegs krankheitsbedingt.
Vor diesem Hintergrund wird dann der gesamte Behandlungsplan aufgestellt.

Eine Klarstellung der Homöopathie

Der Begriff Homöopathie ruft in jedem von uns ganz verschiedene Vorstellungen hervor. Manche halten Homöopathie für ein Ding der Unmöglichkeit, andere denken an Kräuterheilkunde oder sprechen von einem universalen Heilprinzip.
„Unmöglich“ wird eine Sache durch das Postulat, die Grundvoraussetzung, die wir festlegen. Die Mathematik ist für manche Menschen eine ungeliebte Materie, weil sie uns zwingt, mit dem schablonenhaften Denken aufzuhören. Die Geometrie, das geradlinige Denken, hat

ihren Stellenwert in bestimmten Bereichen des Lebens. Die Grundvoraussetzung für die Geometrie ist die Tatsache, daß es gerade Linien gibt. Um andere und größere Bereiche zu verstehen, müssen andere Postulate festgelegt werden, z. B. der Satz: „Es gibt nur Kurven."

Was in einem Bereich unmöglich ist, wird dann in einem anderen möglich. Außerdem genügt es nicht, nur rechnerisch alles zurechtzulegen. Die physikalischen, chemischen und energetischen Gesetzmäßigkeiten müssen ebenfalls berücksichtigt werden. Wenn Sie hören, daß etwas chemisch nicht möglich ist, dann ist nur aus dem Blickwinkel der Chemie gedacht, meist sogar nur eines Bereichs der Chemie. Und so sind sehr viele Vorurteile und Mythen bezüglich der Homöopathie entstanden.

Wir wollen frei von diesen Vorurteilen und Dogmen Hahnemanns Empfehlung, „schnell, sanft und sicher zu heilen", in die Tat umsetzen und die Prinzipien, die er und andere uns gegeben haben, dabei berücksichtigen. Von großer Wichtigkeit sind die folgenden Prinzipien von Burnett:

1. *Die Reichweite eines Mittels.*
   Ein Mittel kann nur die krankhaften Zustände heilen, die in seinem Wirkungsbereich liegen.
2. *Die Kette der verbündeten Faktoren.*
   Welche Glieder in der biologischen (Lebens-) Kette sind betroffen bzw. schwach geworden. Genauso wie eine einseitige Ernährung den Organismus kollabieren lassen kann, kann die Stärkung eines Gliedes der Kette diese an anderer Stelle reißen lassen.
3. *Wechsel der Tätigkeit.*
   Abwechslung gehört zur Grundlage der Natur und des gesunden Lebens. Jeden Monat wechseln die Sternzeichen, und es entsteht

ein anderer positiver Einfluß. Es gibt noch viele weitere, kürzere oder längere Naturrhythmen. Entsprechend der Krankheit und dem individuellen Bedarf des Patienten sollten die Mittel gewechselt werden, sonst führen wir ein monotones Leben.

Die allgemeinen Maßnahmen

Suchen Sie aus dem Folgenden die allgemeinen Maßnahmen aus, die Sie persönlich ansprechen.
Sie sollten sich dabei grundsätzlich im klaren sein, was gemacht werden muß, um den physischen Körper wiederherzustellen. Danach ist es notwendig, den Energiekörper anzugehen und Ihre persönlichen emotionalen und mentalen Ursachen, die für Ihren Zustand verantwortlich sind, zu beseitigen. Dazu gehört auf jeden Fall die Entgiftung des Körpers. Je weiter der Zustand fortgeschritten ist und je weniger Vitalität vorhanden ist, desto sanfter sollte dieser Entgiftungsprozeß sein.

Entgiftung findet entweder über die Ausscheidungsorgane oder durch Umwandlung des Giftes im Körper statt. Bei schwacher Vitalität ist es am besten, die Entgiftung über eine schonende Ernährung zu bewirken. Zuviel Gewicht auf Zusatzstoffe zu legen, ohne ein leichtes, schmackhaftes und nahrhaftes Essen anzubieten, kann sogar eine große Gefahr werden - manchmal ohne daß man es bemerkt.
Wenn zu viele Toxine im Körper vorhanden sind, mangelt es u. a. sehr an Antioxydantien. Die Ernährung muß dann sehr sorgfältig ausgewählt werden, um entsprechende Rohstoffe dafür liefern zu können. Unter Umständen ist es angezeigt, zusätzlich Antioxydantien zuzuführen.

Außerdem ist es besonders wichtig, energiesteigernde Übungen zu machen, für den emotionalen Ausgleich zu sorgen und sich geistig sinnvoll und konstruktiv zu betätigen. Das ganze Gebiet ist so vielfältig und individuell, so daß hier nur allgemeine Richtlinien gegeben werden können.
Ausführliche Hinweise finden Sie in unserem Ratgeber Nr. 13 „Radioaktivität, Ozon und Sonne“ und „Selbstheilung durch Homöo-

pathie“ sowie in den Büchern anderer Autoren (siehe Literaturverzeichnis), je einfacher in der Umsetzung, desto besser.

- Sie sollten schon heute durchführbar sein.
- Sie sollen Sie anregen, aber nicht anstrengen bzw. überanstrengen.
- Sie sollen von kurzer Dauer sein, jedoch 2 – 3 mal täglich geübt bzw. angewandt werden.
- Sie sollen Sie ansprechen.
- Sie sollen Ihnen Freude und Spaß bereiten.

Wenn die Übungen gleichzeitig mehr als einen Körper (physisch, emotional, geistig) bearbeiten, sind sie empfehlenswerter.

Sie müssen jetzt nicht versuchen, alle Vorgaben pflichtbewußt zu erfüllen, sondern darauf achten, daß es Ihnen Spaß macht, Sie erfüllt und Sie sich dadurch wohl fühlen.

Die homöopathischen Möglichkeiten

Auch wenn dieser Teil hauptsächlich für Therapeuten geschrieben ist, wird er so einfach dargestellt, daß Sie die Empfehlungen gegebenenfalls selbst anwenden können.

Menschen in schwierigen Krankheitszuständen, bei denen der Körper sehr vergiftet ist und es um Leben und Tod geht, brauchen mehrere Mittel. Es ist nicht nur ein häufiger Wechsel zwischen den Mitteln notwendig, da sich schnell neue Zustände ergeben können, sondern es sind auch gleichzeitig mehrere Mittel notwendig. Homöopathische Mittel können Entgiftungs- und Ausscheidungsprozesse erleichtern und beschleunigen, und es gibt Mittel, die speziell dafür eingesetzt werden. Außerdem gibt es Mittel, die den Körper aufbauen (regenerieren) helfen. Es kann immer wieder erforderlich sein, die emotionalen und sonstigen Schwierigkeiten mit Hilfe homöopathischer Mittel anzugehen. Schließlich muß die miasmatische Behandlung oft gleichzeitig laufen. Dies ist keine Neuigkeit in der Homöopathie - alle Homöopathen, die überdurchschnittlichen Erfolg bei schweren Zuständen erzielten, gingen diesen Weg.

Es ist mittlerweile bekannt, daß auch Samuel Hahnemann am Ende seines Lebens einen ähnlichen Weg beschritten hat und mehrere Mittel gleichzeitig einsetzte bzw. die Mittel öfter wechselte. Sein engster Schüler, Clemens von Boenninghausen, wußte dies und machte selbst Gebrauch davon. Der homöopathische Arzt Arthur Lutze sagte öffentlich, daß es zu bedauern sei, daß Hahnemann seine späten Erkenntnisse nicht weiter bekannt gemacht habe. Aber Hahnemann mußte es selbst erst genauer wissen, bevor er sie veröffentlichte (wie jeder echte Wissenschaftler). Er starb, als seine neuen Forschungen noch jung waren. Sie blieben bis in jüngste Zeit versteckt in seinen unveröffentlichten Schriften.

Schon am Anfang wollen wir klarstellen, daß die folgende Beschreibung der homöopathischen Mittel nicht für Menschen gedacht ist, die nichts weiter als eine HIV-positiv-Diagnose haben. Solchen Menschen haben wir einfach Mittel für ihren Streß gegeben, und bald fühlten sie sich wieder wohl. Trotz aller Erklärungen ist für viele die schulmedizinische Diagnose wichtig, und sie sind hinterher glücklich über die HIV-negativ-Testung. Sobald sie durch die Homöopathie ausgeglichen und entspannt genug sind, bilden sich in der Regel auch die streßbedingten Antikörper schnell zurück.

In diesem Ratgeber geht es um die Behandlung eines echten immundepressiven Zustandes, bei dem die Immunschwäche und die Degeneration des Körpers sehr weit fortgeschritten sind. Die Diagnose „Aids" ist für uns Homöopathen bloß von allgemeinem Interesse. Es ist der Mensch und die Immunschwäche, die wir wahrnehmen und behandeln.

Daher gelten die homöopathischen Behandlungsmöglichkeiten für alle, die „Aids", Aids-ähnliche Zustände oder einen sich zu „Aids" hin entwickelnden Zustand haben sowie in weiterem Sinne bei „Chemical-Aids", „Radioaktiv-Aids" usw.

Folgende Punkte sind bei der Behandlung zu berücksichtigen:

1. Die geistige, seelische und allgemeine Problematik des Aids-Patienten
2. Die Detoxifikation (Entgiftung) beinhaltet:
   a) Ausleitung
   b) Antidotieren mit dem Gegenmittel
3. Die Aufbautherapie
4. Die Behandlung der Krankheiten, die Aids begleiten
5. Die Behandlung von Zwischeninfektionen

Die geistige, seelische und allgemeine Problematik des Aids-Patienten

Die Mittel, die hier in Frage kommen, haben in der Regel eine tiefgehende Wirkung auf die Psyche und den Körper. Sie können grundsätzliche Veränderungen in Geist, Seele und Körper bewirken, so daß die Krankheit eine positive und heilsame Richtung nimmt. Als erstes werden wir einige Mittel vorstellen, die speziell das Immunsystem aufbauen, um den Körper vor Infektionen zu schützen.

Calcium carbonicum

Die Calcium-carbonicum-Mensch zeigt sich durch eine tiefliegende Schwäche in seiner Psyche, die ihm Angst macht, die harte Welt mit ihren noch strengeren Bedingungen zu konfrontieren. Da er fest davon überzeugt ist, gegen das Negative und Krankmachende nicht ankommen zu können, ist er über seinen Zustand verzweifelt. Aus diesem Grund neigt er dazu, gar keine Anstrengung aufzubringen, um seinen Zustand zu ändern. Seine Programmierung heißt: „Ich habe sowieso wenig Kraft, und diese auch noch in Anstrengung zu vergeuden wäre dumm!“

Auf der körperlichen Ebene wird diese Schwäche schon bei der geringsten Anstrengung gespürt, ohne daß der Mensch sich vorher schwach fühlt. Er sieht auch nicht schwach aus, außer in einem sehr fortgeschrittenen Stadium. Er hat einen Mangel an Körperwärme. Trotzdem beginnt er bei der geringsten Anstrengung, stark zu schwitzen. Dieses Schwitzen ist aber weder kraftbringend noch wohltuend und kann ihn für eine Infektion oder eine Erkältung anfällig machen. Sein Magen ist auch nicht besonders kräftig, obwohl er großen Hunger haben kann. Wenn er körperlich oder geistig überanstrengt wird oder unter Streß steht, vergeht ihm der Appetit gänzlich. Im Grunde genommen braucht er eine eiweißreiche Nahrung, die er aber nicht richtig verwerten kann. Er neigt zu Verstopfung, die ihm aber lieber ist als zuviel Entleerung, da die Anstrengung bei der Entleerung ihn auch sehr schwächt.

Wenn er psychisch belastet wird, bringt ihn die geringste Aufregung völlig aus dem Häuschen und verschlimmert alle Krankheitszustände. Der angestrengte Zustand kann seine Krankheit sehr verschlimmern.

Calcium phosphoricum

Die schlechte Nachricht über seine Erkrankung hat den Calcium-phosphoricum-Menschen völlig außer sich gebracht. Nachdem aber keinerlei Hoffnungen mehr bestehen, macht es auch keinen Sinn, das Leben in die eigenen Hände zu nehmen bzw. den Lebensstil zu ändern und dadurch die ihm noch verbleibende Lebenszeit zu trüben. Den Spaß am Leben möchte er keineswegs aufgeben, auch wenn es mit einem gewissen Leid verbunden ist.
Calcium phosphoricum ist oft in einem desolaten Zustand, weil sein Freundeskreis keine neue Lebensform zuläßt. Versucht er, neue Leute kennenzulernen, gerät er häufig vom Regen in die Traufe. Sein Körper ist jetzt sehr abgemagert und für jede Infektion offen.
Der Appetit ist meistens gut, aber er kann ein sehr einseitiges Eßbedürfnis haben, das den Körper nicht mehr aufbaut. Das Essen muß würzig schmecken und kräftig sein. Auch neigt er zu Magen-Darm-Beschwerden, da die gesamte Assimilation gestört ist. In diesem schlechten Zustand kann sein sehnlicher Wunsch nach Zuwendung und Trost sein größtes Problem werden. Er ist bereit, auf jegliche Bedingung, sei sie auch noch so nachteilig, einzugehen.

Calcium silicata

Der Calcium-silicata-Kranke befindet sich in dem unglücklichen Zustand, daß er von den anderen nicht so akzeptiert wird, wie er ist. Die anderen empfinden ihn als eine unnötige Belastung und fordern, er solle doch gefälligst gesund und kräftig sein. Er ist aber auf die Hilfe seiner Umgebung angewiesen. Deswegen ist es für ihn notwendig, seine Kräfte so einzusetzen, daß keine zusätzlichen Belastungen entstehen, d.h. er muß freundlich, nett und höflich sein und sein Leid herunterspielen. Er muß sich wohl oder übel mit den Brotkrumen der Gnade, die vom Tisch abfallen, zufriedengeben. Seine Lage ist in einem gewissen Sinne hoffnungslos, da die Hilfe, die er so notwendig gebrauchen könnte, nicht existiert oder ihm nicht zuteil wird.
Was das Essen anbelangt, so gibt es kaum ein Nahrungsmittel, welches sein Körper noch verarbeiten kann. Obwohl er Nahrhaftes gebrauchen könnte, um seinen Körper aufzubauen, verträgt er nur sehr leichte Kost. Sein Immunsystem ist nicht nur durch manche schwerwiegenden Krankheiten belastet, sondern auch durch Allergien angegriffen. Alle Infektionen haben bei ihm einen sehr langwierigen Verlauf.

Calcium sulfuricum

Dieser Mensch wird von niemandem verstanden, dabei redet er gerne mit anderen über grundsätzliche Themen und ihre Lösungen. Keiner zeigt jedoch Interesse oder empfindet eine Notwendigkeit für solche Gespräche. Er spürt seine eigenen Not sehr stark, und es ärgert ihn, daß neue Ideen oder andere Ansichten gar nicht erwünscht sind und sogar starke Aggressionen auslösen können. Bei der Suche nach medizinischer Hilfe gerät er an Leute, die sehr engstirnig sind. Alle sagen ihm das Gegenteil von dem, was er instinktiv für sich als richtig empfindet. Er ist zu schwach und läßt die empfohlene „Kur" über sich ergehen. Er bringt auch nicht die Kraft auf, um sie abzubrechen, obwohl er innerlich weiß, daß dies das beste für ihn wäre. Er entwickelt nur einen großen Haß auf den Therapeuten oder Ratgeber. Ohne kräftige Nahrung fühlt er sich schwach, aber die Verdauung des Essens kostet ihn auch viel Kraft. Es ist ein zweischneidiges Schwert. Sein Immunsystem kann die Infektionen kaum abschütteln und braucht stärkere Reize, um angeregt zu werden. Jedoch ist sein Allgemeinzustand soweit unten, daß er kaum Reserven hat und ihn der Reiz noch mehr schwächen kann.

Sulfur

Sulfur hat aufgegeben. Es hat keinen Sinn mehr. Alle Erfahrungen haben gezeigt, daß man nichts ändern kann. Er lebt einfach weiter, ohne die geringste Anstrengung aufzubringen, um die Situation zu ändern. Wenn man mit ihm über die Notwendigkeit redet, sein Leben zu ändern, dann fragt er nach allen möglichen Beweisen und Gründen.

„Manche haben es doch geschafft, Aids zu besiegen", sagen Sie ihm, „einige Berichte darüber finden wir in dem Buch von Michael Callan."

„Er selber ist doch am Ende auch gestorben", erwidert Sulfur.

„Es gibt andere, die sich guter Gesundheit erfreuen", meinen Sie.

„Wer weiß, ob sie Aids hatten. Die ganzen Tests sind ein Riesenbetrug", gibt Sulfur zurück.

Die Diskussion geht weiter, bis Sie selber fast überzeugt sind, daß es keinen Sinn hat, irgendetwas Grundsätzliches zu ändern.

Der Sulfur-Mensch versucht immer noch (oder hat versucht) sein Leben in die Hände zu nehmen, aber er scheitert ständig. Die Grundpflege seines Körpers, Geistes und der Seele hat er immer mehr

vernachlässigt und auf das seiner Meinung nach Notwendigste beschränkt. Es ist ihm oft zu warm, vor allem am Kopf. Der Appetit ist sehr wechselhaft außer der chronischen morgendlichen Appetitlosigkeit. Es besteht Durst auf große Mengen kalter Getränke.
Nur sehr selten kann er sich aufraffen, etwas zu unternehmen, was mit körperlicher Aktivität verbunden ist. Auch zu geistiger und seelischer Betätigung hat er keine Lust mehr. Das einzige, was ihn noch reizen kann, sind Alkohol, Stimulanzien, Drogen usw., obwohl er diese eigentlich aufgeben will.

Die homöopathische Behandlung besteht im Grunde genommen in einer Reorganisation des Immunsystems, indem die miasmatischen Ursachen immer mehr angegangen und aufgelöst werden.

Die Detoxifikation

Die Mittel, die hierfür in Frage kommen, werden in niedrigen bis zu sehr hohen Potenzen benutzt (ab D/C 12 bis LM 120 und höher, was einer C-Potenz von 1000 entspricht).

Die Ausleitung

Bei der Ausleitung werden die abgelagerten Giftstoffe der verschiedenen toxischen Mittel, die der „Aids-Kranke" zu sich genommen hat, mit Hilfe der entsprechenden homöopathischen Mittel aus dem Körper befördert.

Im Laufe seines Lebens hat der Aids-Kranke eine vielfältige Medikamentenkarriere hinter sich, angefangen von Antibiotika bis hin zu Drogen, etc. In der Praxis wird am häufigsten die sogenannte „tautopathische" Entgiftungsmethode angewandt. Durch die Komplexität des Geschehens sind oft keine Leitsymptome vorhanden, um ein spezifisches Antidot bestimmen zu können. Tautopathie bedeutet, die toxische Substanz, das Medikament oder Gift (z.B. AZT), das der Mensch zu sich genommen hat, in potenzierter Form zu verabreichen. Je körperlicher die Symptome sind, um so niedriger wählen wir die Potenz und steigern sie langsam.

Die Dosierung: Die tautopathische Methode zeigt in der Regel unter der C12 wenig Effektivität. Je nach Intensität der Symptome werden 2-4 mal am Tag 3 - 5 Tropfen mit Wasser genommen.

Es gibt bereits sehr viele allopathische Medikamente, die im Zuge der tautopathischen Therapie Einsatz finden. Sie werden als homöopathische Mittel zubereitet und sind in den verschiedensten Potenzen vorrätig. Sollte die toxische Substanz noch nicht in potenzierter Form zu erwerben sein, so kann sie von einem homöopathischen Arzneimittelhersteller oder einer homöopathischen Apotheke in der gewünschten Potenz hergestellt werden.

Das Antidotieren

Das Antidotieren bedeutet, die Auswirkungen des Giftes aufzuheben. Diese Auswirkungen können rein physiologisch (funktionell) sein oder strukturelle Ausmaße erreicht haben, sogar tiefe Eindrücke auf das Seelische und Geistige hinterlassen haben.

- Bei *Antibiotikamißbrauch* ist SULFUR das häufigste Mittel zum Ausheilen der Schäden und Nebenwirkungen. Weitere Mittel sind in dem Buch von Pulford und mir „Pneumonie - Lungenentzündung homöopathisch behandeln" aufgeführt.

- Gegen die *Opiumderivate* sind die homöopathischen Mittel OPIUM und NUX VOMICA von großem Wert. Auch bei Drogen sind diese beiden Mittel sehr wichtig. Opium wird vor allem bei hartnäckiger Verstopfung eingesetzt. COFFEA verwendet man bei Schlaflosigkeit und nervöser Überdrehtheit. Wenn Coffea nicht hilft, kommt CALCIUM CARBONICUM in Frage.

- Bei oder nach der Einnahme von AZT sind ARSENICUM ALBUM, CALCIUM ARSENICUM und KALIUM ARSENICOSUM angezeigt.

- Bei einer akuten Magensymptomatik kommt auch CADMIUM ARSENICOSUM in Betracht.

- Zur *Behandlung der Folgen von Antimycotica* werden in erster Linie ARSENICUM ALBUM und NUX VOMICA eingesetzt, des weiteren LYCOPODIUM, MERCUR und seine Salze sowie SULFUR und THUJA

- *Poppers* sind Nitrite, die die Libido steigern, indem sie entspannend wirken. Die Nebenwirkungen sind beträchtlich und können neben CACTUS, GLONOINUM und LACHESIS auch mit SYPHILINUM und den MERCUR-SALZEN behandelt werden.

- Wenn sich durch ein *Anti-Aids-Medikament* (z.B. *AZT*) sehr schnell richtige Symptome von Aids zeigen, sollte neben den tautopathischen Mitteln die TYPHUSNOSODE ab der 5. Potenz einmal täglich gegeben werden.

Hyperthyreose

Wenn die Schilddrüse durch bestimmte Medikamente zu stark aktiviert worden ist, kann THYREOIDINUM C30/LM30 einmal täglich gegeben werden. In solchen Fällen kann auch potenziertes Jod in Frage kommen; außerdem können CALCIUM IODATUM und KALIUM IODATUM angezeigt sein.

Thymus

Wenn durch die Medikamente oder das „Todesurteil Aids" die Thymusdrüse deaktiviert wird, verliert der Mensch seinen Lebenswillen und sinkt in sich zusammen; dann ist der Einsatz der Sarkode THYMUS sehr zu empfehlen.

Niere

Wenn durch die Medikamente die Niere stark belastet ist und der Mensch das Gefühl hat, eine schwere Last tragen zu müssen, sollten wir TEREBENTHINA ab D3 bis zu den höchsten Potenzen verwenden.

Pestizide, Insektizide und Radioaktivität

Manche Untersuchungen haben gezeigt, daß diese Stoffe einen Zustand der Immunschwäche hervorrufen, der Aids sehr ähnelt. Die Radioaktivitätsmittel wie RADIUM BROMATUM, PLUTONIUM, CAESIUM, STRONTIUM, KALIUM JODATUM und X-RAY (siehe Homöopathischer Ratgeber Nr. 13 „Radioaktivität, Ozon und Sonne") und die potenzierten Giftstoffe sollten im Auge behalten werden.

Die Aufbautherapie

Aufbautherapie ist in der Regel immer notwendig, vor allem wenn der Körper, die Vitalität und verschiedene Organe geschwächt und abgebaut worden sind. Die Potenzwahl liegt meist zwischen der Urtinktur und der sechsten D- oder C-Potenz. In Ausnahmefällen werden auch höhere Potenzen verwendet.

China

China ist als Aufbaumittel angezeigt, wenn durch die vielen akuten Erkrankungen und Medikamente große Schwäche empfunden wird. Vor allem ist es hilfreich bei schwächenden Durchfällen, Nachtschweiß und nach Erbrechen. Diese Schwäche ist sehr frustrierend, weil den Betreffenden die Energie fehlt, um ihren Wünschen und Aufgaben nachzukommen. Diese Menschen pflegen auch einen Groll auf andere in sich zu tragen, die sie für ihren schlechten Zustand verantwortlich machen, z.B. ein Arzt hat ihnen ein falsches Medikament verordnet, das zu Durchfall geführt hat, oder sie waren eingeladen und haben durch das Essen Durchfall bekommen.
Sie sind von hartnäckigen Blähungen geplagt, und der Appetit ist meist schlecht, aber wenn sie einmal anfangen, können sie trotzdem viel essen.
Potenzen: Urtinktur bis zu LM 120 und höher.

Carbo vegetabilis

Es ist besonders dann angezeigt, wenn sich der Kranke in dem sogenannten „Junk in - Junk out“-Zustand befindet. Viele Menschen, die in diese schwere Immunschwäche hineinrutschen, haben lange keine aufbauende Nahrung mehr zu sich genommen. Statt dessen leben sie von Fast Food, aufputschenden Getränken oder Alkohol.

Vor allem der Geist ist äußerst träge geworden, im Gegensatz zum Chinazustand, bei dem dieser sehr aktiv sein kann. Die Auswirkung des trägen Geistes ist eine schwerwiegende Stauung und Reaktionslosigkeit in allen Bereichen des Körpers. Diese Menschen können sich nicht aufraffen, um sich von akuten Krankheiten zu befreien.
Potenzen: Manchmal gut als Hochpotenz, wenn noch genügend Ressourcen vorhanden sind, ansonsten 6. bis 12. Potenz, 2-3mal am Tag 5 Tropfen.

Hydrastis

Dieses Mittel ist wichtig bei zähen Menschen (Kämpfernaturen), die auf keinen Fall bereit sind, aufzugeben. Aber der mühsame Kampf ums Dasein geht zu sehr an die Substandz, und die Fettreserven werden aufgebraucht. Auch der Verdauungstrakt und die Leber leiden darunter, und der Kranke kann die einfachsten Nahrungsmittel nur schwer verdauen. Hartnäckige Verstopfung ist die Regel.
Potenz: Urtinktur bis D6, 3mal täglich 5 Tropfen.

Chelidonium majus

Dies sind ehrgeizige Menschen, die auf Kosten ihrer Gesundheit ein Leben leben, bei dem sowohl die Aufgaben als auch das Vergnügen nicht zu kurz kommen sollen. Sie haben ein feuriges Temperament, sind aber sehr friedliebend. Zuviel Ärger (Hindernisse bzw. Unverständnis) ergibt einen zu starken Einbruch in ihre normalerweise friedliche Natur, und die Leber leidet dabei am meisten. Sie können nur sehr warme/heiße Sachen vertragen und entwickeln gewöhnlich den charakteristischen Schmerz unter dem rechten Schulterblatt.
Die Urtinktur wirkt meist am besten.

Carduus marianus

Die alten, schmerzhaften, enttäuschenden Erinnerungen lassen die liebevolle Natur nicht richtig zum Tragen kommen. Jedoch lebt dieser Mensch eher aufopfernd für andere und vernachlässigt die Entwicklung der Selbstliebe. Abendliche Schwäche und Fieberzustände sind in der Regel vorhanden.
Wenn Schmerzen in der Lebergegend vorkommen, strahlen diese eher nach links aus und machen das Liegen auf der linken Seite unmöglich. Die Milz ist meist mitbeteiligt.
Potenzen: Urtinktur bis D3.

Cocculus

Ist angezeigt, wenn der Kummer und die Trauer durch den Tod vieler lieber Menschen den Kranken sehr geschwächt haben. Dieser Mensch hat keinen Einsatz gescheut, um den ihm Nahestehenden zu helfen. Zu viele Sorgen, zu wenig Schlaf und keine geregelten Mahlzeiten verlangen am Ende doch ihren Zoll.
Potenzen: Ab D6 wirkt Cocculus am besten.

Vanadium metallicum

Dieses Mittel ist bei nicht aufzuhaltender Degeneration der Zelle angezeigt. Der Kranke verliert sichtbar seine Muskeln und wird zusehends geschwächt. Von der Degeneration der Organe sind vor allem Leber und Bauchspeicheldrüse betroffen.
Entsprechend dem körperlichen Verfall verliert der Patient seinen Lebenswillen, und am Ende läßt er das scheinbar Unabwendbare ohne Widerstand geschehen. Vanadium vermag auch in einem ver-

hältnismäßig späten Stadium den Lebenswillen wieder zu aktivieren.
Potenz: Die geeignetsten Potenzen sind die D34, 3 mal täglich 1-2 Tabletten.
In früheren Stadien bewirkt die gleichzeitige Einnahme einer höheren C- oder LM-Potenz einen deutlich schnelleren Zellaufbau.

Avena sativa

Wenn durch Drogenmißbrauch ein starkes innerliches Zittern, eine Art Aufregung vorhanden ist, ist Avena sativa ein sehr hilfreiches Mittel zum Aufbau der Nerven.
Dosierung: Urtinktur, 3mal täglich 5-15 Tropfen.

Wenn der Mensch einen Geschmack dafür entwickeln kann, ist statt der Urtinktur auch ein Getränk aus Haferflocken empfehlenswert.
Rezept: l Wasser, 2 Messerspitzen Salz und 1 Eßlöffel Haferflocken 5 Minuten kochen, durch ein Sieb seihen und leicht mit Rohrzucker oder Honig süßen. Braucht der Kranke noch mehr Kraft, kann man etwa 15 g Marzipanrohmasse in dem Getränk auflösen.

Alfalfa-Tonikum

Nach anstrengenden und schwächenden akuten Erkrankungen ist Alfalfa ein geeignetes Aufbaumittel für Körper und Geist. Es gibt das Alfalfa-Tonikum als Fertigpräparat, das auch andere Aufbaumittel beinhaltet.
Dosierung: Alfalfa-Urtinktur 3mal täglich 15-25 Tropfen auf 1Glas Wasser. Man kann statt dessen auch Alfalfa-Sprossen zu sich nehmen.

Die Behandlung der Krankheiten, die Aids begleiten

Die gesamte Einteilung seitens der Schulmedizin in Aids-begleitende Krankheiten und Zwischeninfekte ist willkürlich. Aus diesem Grund werden hier vielleicht Infektionen behandelt, die eher zum nächsten Punkt (Zwischeninfektionen) gehören. Letzten Endes sind diese Krankheiten und Infektionen die Folge des geschwächten Immunsystems. Die Aufteilung ist daher nicht so einfach durchzuführen. Neben der regulären Behandlung werden die entsprechenden Nosoden und einige spezielle Mittel, die sich bewährt haben, eingesetzt. Es werden höhere Potenzen bevorzugt.

Die folgenden Nosoden können angezeigt sein:
Toxoplasmose-Nosode, Candida-albicans-Nosode, Herpes-Nosode, Eppstein-Barr-Virus-Nosode, Cryptococcus-Nosode und Cytomegalie-Nosode.
Bei *Kaposi-Sarkom* wird die Lepra-Nosode empfohlen. Zusätzlich sind die Mittel Fluoricum acidum, Thuja und X-ray sehr hilfreich.

Darmparasiten

Pilz- und Wurmbefall ist ein häufiges Problem bei Aids-Kranken. Vor allem ebnen diese Krankheiten der eigentlichen Immunschwäche den Weg. In unserem Homöopathischen Ratgeber Nr. 16 „Mensch und Tier" finden Sie ein ganzes Kapitel zur Wurmbehandlung. Zur Behandlung des Pilzbefalles sind die Candida-albicans-Nosode und die Mycobakterium-Nosode zu empfehlen. Außerdem sind die Darmnosoden sehr hilfreich bei hartnäckigen Darmparasiten.

Die Behandlung von Zwischeninfektionen

Die Behandlung der Zwischeninfektionen ist sehr vielfältig und wir können nur die allgemeine Richtung angeben. Für ausführliche Informationen bitten wir Sie unsere anderen Bücher und Ratgeber, sowie weitere homöopathische Literatur zu Rate zu ziehen, insbesondere „Selbstheilung durch Homöopathie“, „Kranke Kinder mit Homöopathie behandeln“, „Homöopathischer Ratgeber Nr. 5“ „Grippe“, „Homöopathischer Ratgeber Nr. 1“ „Reisen, auch Tropenreisen“ und „Pneumonie – Lungenentzündung homöopathisch behandeln“ von Pulford/Roy. Nosoden, die hier in Frage kommen, sind: *Anthracinum, Pyrogenium, Hippozaenum (= Malleinum), Psorinum, Tuberculinum, Streptococcinum und Pneumococcinum.*

Ein Fallbeispiel

Ein Mann mittleren Alters mit der Diagnose Aids wollte sich von uns homöopathisch behandeln lassen. Gleichzeitig mochte er nicht auf die Einnahme des Medikamentes AZT verzichten, zumal er selber Schulmediziner war. Im Laufe von wenigen Wochen merkte er, wie gut ihm die homöopathischen Mittel taten. Es ging ihm psychisch besser, aber die Schmerzen und Qualen wurden durch das AZT nicht positiv beeinflußt. Schließlich wurde es ihm bewußt, daß das AZT nicht half, sondern vielmehr schadete. Er war nun bereit, es abzusetzen und sich ganz auf die Homöopathie einzulassen. Allerdings hatte sich inzwischen sein körperlicher Zustand stark verschlechtert und ließ ihn nicht mehr vom Krankenlager hochkommen. Nach dem Absetzen des AZT waren die Schmerzen homöopathisch in den Griff zu bekommen, und psychisch ging es ihm den Umständen entsprechend sehr gut. Aber sein Körper war durch die lange Einnahme von AZT derart zerstört, daß es für eine Regeneration zu spät war. Mit Hilfe der Homöopathie konnte der Mann jedoch friedlich und ohne Schmerzen seinen letzten Atemzug tun.

Schlußwort

Wir möchten jedem Aids-Kranken und jedem Aids-Behandler Hoffnung machen, daß Aids wie jede andere Krankheit mit dem entsprechenden Einsatz in den Griff zu bekommen ist und ausgeheilt werden kann. Es ist empfehlenswert, alle unterstützenden Maßnahmen zum Einsatz zu bringen. Dies darf aber nicht routinemäßig erfolgen, sondern jeder Patient sollte in Verbindung mit seinem Behandler die Therapie und Maßnahmen auswählen, die ihm zusagen und die er von Herzen für sich anwenden kann. Es ist von Wichtigkeit, daß sich der Aids-Kranke von aller schädlichen Chemie losreißt, sonst ist die Ausheilung fraglich. Dies sehen wir bei der vorherigen Fallbeschreibung und auch in dem Buch „Surviving Aids“ von Michael Callen. Der Autor hat einen großen Lebenswillen gehabt und sehr viel in seinem Leben geändert. Er lehnte zwar das Medikament AZT ab, hoffte jedoch trotzdem, daß die Schulmedizin letzten Endes eine Heilung durch Chemotherapie, Antibiotika usw. für Aids finden würde. Dies wird im letzten Kapitel seines Buches „Going for the Gold“ (Die Suche nach dem Wunderheilmittel) deutlich. Am Ende kostete ihn jedoch diese Hoffnung sein Leben. Wohingegen andere „Überlebende“ von Aids, die von der Schulmedizin wegkamen, mit Hilfe alternativer Methoden völlig geheilt wurden.
Wir haben selber dasselbe erlebt. Aids-Kranke, die schwere Infektionen, wie dreimal Lungenentzündung und Kaposi-Sarkom gehabt hatten, wurden ganz gesund. Dies konnte jedoch nur durch das völlige Weglassen aller schädlichen Medikamente und das tiefe Vertrauen in die Homöopathie und den Behandler erreicht werden.

„Die Hoffnung liegt tief im Inneren des Herzens eines jeden Menschen“.

Begriffserklärungen:

AIDS: acquired immune deficiency syndrome

Amphetamine: Stimulanzien um aktiv und wach zu bleiben

Amylnitrit: Sexualrelaxant, um den Orgasmus zu erhöhen

Antidot: Eine Substanz, die die unerwünschte Wirkung einer anderen Substanz neutralisiert. In der Homöopathie erzielt man es meist durch potenzierte Mittel. Im Gegensatz zur Tautopathie wird hier auf Grund der Ähnlichkeit zu den unerwünschten Symptomen das Mittel ausgesucht. Auch wenn ein falsches potenziertes Mittel Symptome hervorruft.

ASF: afrikanisches Schweinefieber

Atabrine: Mittel gegen Darmparasiten

Baktrim: ein Breitbandantibiotikum

Barbiturate: ein Sedativum (dämpfend)

Candida: Sproßpilzfamilie, z. B. Bäckerhefe

CDC: Center for Disease Control

CIF: cellular immune function

CMV: Cytomegalie-Virus

Di-George-Syndrom: seltenes angeborenes Fehlbildungssyndrom mit Entwicklungsstörungen der Schilddrüse, des Thymus, der Nebenschilddrüsen und des Aortenbogens.

DNS: Desoxyribonukleinsäure: enthält die genetische Information einer Zelle.

Ecstasy: Künstliches Rauschgift
ELISA: Enzyme-linked immunosorbent assay - ein HIV-Test

FDA: Food and Drug Administration

Genom: Erbut - genetisches Material

Hagyl: Mittel gegen Darmparasiten
Hashimoto: Autoaggressionskrankheit der Schilddrüse
Heroin: Droge, Alkaloid aus Opium
HIV : human immunodefiency virus
Hybridvirun: Kreuzung von zwei genetisch verschiedenen Viren bzw. eine Mutation.
IAA: Internationales Arbeitsamt
Immunsuppressiv: Das Immunsystem unterdrückend

Journal of the American Medical-Association: Fachzeitschrift

Kerosin: Brennstoff aus Erdöl gewonnen
Kokain: Droge, Alkaloid aus der Cocapflanze
KS: Kaposi-Sarkom

Leukopenie: Verminderung der weißen Blutkörperchen

Marihuana: getrocknete Triebe, Stengel und Blätter von Cannabis indica (indischer Hanf)
MDA: psychoaktives Phenethylamin aus dem Petersilienöl

Misamen:	die grundkrankmachenden Widerstände im Menschen
Morbus Hodgkin:	bösartige Tumore in lymphatischen Geweben
Native:	Fachzeitschrift
NCI:	National Cancer Institute
NIDA:	National Institute on Drug Abuse
NIH:	National Institute of Health
NK-Zellen:	Natural-Killer-Zellen
Nosode:	Ein potenziertes Mittel, das aus dem Krankheitsstoff oder Erreger gewonnen wird.
P 24-Antigen:	Eiweißmolekül aus der Kernhülle von HIV
PCP:	Pneumocystis-carinii-Pneumonie
PCR:	Polymerase chain reaction
Poppers:	Umgangssprache für die Nitrite
Retrovirus:	Ein Virus, das das genetische Material RNS enthält und durch die reverse Transkriptase dies in die DNS der Wirtszelle umschreibt und bei aktiver Infektion wieder in RNS übersetzt.
Reverse Transkriptase:	Ein Enzym, das das Umschreiben der RNS in DNS ermöglicht.
RNS/ Ribonukleinsäure:	Leitet die genetische Information über Eiweiße und reguliert Zellfunktionen.
SCID:	severe combined immunodeficiency
Science:	Fachzeitschrift

Serokonversion:	Die Ausbildung einer serologischen Immunantwort auf einen Fremdkörper im Sinn einer Antikörperbildung
SMX:	Trimethoprim-Sulfamethoxazol
Speed:	Umgangssprache für Psychoanaleptika
Spider monkey:	Klammeraffe
STD:	sexually transmitted disease
subakut:	unterschwelliger Verlauf
Tautopathie:	vom griechischen Tauto - dasselbe. In der Homöopathie wird dieselbe Subsanz potenziert benutzt, die eine Nebenwirkung erzeugt hat, um diese zu neutralisieren.
Tbc:	Tuberkulose
T-Helferzellen:	Untergruppe der T-Lymphozyten, die für die Immunreaktion wichtig sind.
TMP:	Thymidin-s-monophosphat
Transposon:	wörtlich „springende Gene“ – DNS-Abschnitt eines Chromosoms, der enzymatisch an anderer Stelle des Gens eingefügt wird.
Treponema pallidum:	Syphiliserreger
Valium:	Beruhigungsmittel
Visna:	Virus beim Schaf
Western Blot:	Ein HIV-Test, um die Vordiagnose zu sichern
WHO:	World Health Organisation

Literaturverzeichnis

Badgley,
Laurence E.: Healing Aids Naturally, Human Energy Press, Cal., 1990

Burnett,
J. Compton: Curability of Tumours by Medicine, Bhattacharyyag, Calcutta, 1974
Delicate, Backward, Puny and stanted Childreen, Bhattacharyyag, Calcutta, 1965
The new Cure of Consumption by it's own Virus, Bhattacharyyag, Calcutta, 1961
Tumours of the Breast, Bhattacharyyag, Calcutta, 1965

Burnett, J. C.: Curability of Tumours by Medicine

Callan, Michael: Surviving Aids, Harper Collins Publ., New York, 1990

Carson, Rachel: Silent Spring

Cooper, William: Die apolalyptischen Reiter, Michaels-Verlag

Delarue, F. und S.: Impfungen der unglaubliche Irrtum und Impfschutz - Irrtum oder Lüge?, Hirthammer Verlag, München 1993

Duesberg: The AZT-Story

Handley, Rima: In search of the Later Hahnemann, Beaconsfield, 1997

Hodgkinson,
Neville: Aids - The Failure of Contemporary Science, Fourth Estate Limited, London, 1996

Jensen,
Dr. med. Ruth: Umweltschaden AIDS?, Zweitausendeins Verlag Frankfurt, 1990

Julian, O. A.: Materia Medica of the Nosodes, Jain, Publishers, New Delhi, 1982

Lanka,Dr. Stefan: Der AIDS-Betrug, Vortrag gehalten 1996 in verschiedenen Städten Deutschlands und Südtirol

Lutze, Arthur: Lehrbuch der Homöopathie, Cöthen, 1860

McKenna,
Dr. John: Natürliche Alternativen zu Antibiotika, Oesch-Verlag, 1998

Mitchell,
Robert Ben: Syphilis as AIDS, Banned Books, Austin, Texas, 1990
Poison by Prescription

Rappoport, Jon: AIDS Inc. – Scandal of the Century, Human Energy Press, San Bruno, Cal. 1988

Roy, Ravi und
Lage-Roy,Carola: Homöopathischer Ratgeber Nr. 1 Reisen
Nr. 3 Impfschäden,
Nr. 4 Homöopathische Prophylaxe,
Nr. 9 Säugling – Wochenbett
Nr. 15 Impffolgen und Behandlung
Lage & Roy Verlag, Murnau
Kranke Kinder mit Homöopathie behandeln
Droemer Knaur Verlag, München

Ruesch, Hans: Die Pharmastory - der große Schwindel, Hirthammer Verlag München, 1998

Segal, J & L: Aids – The Evidence leads to the Pentagon

Stallick, Jonathan: AIDS – The Homoeopathic Challenge, Ribble Press, Settle, North Yorkshire, 1996

HOMÖOPATHISCHE RATGEBER

Ravi Roy und Carola Lage-Roy

Nr. 1

REISEN, AUCH TROPENREISEN

Der Reiseratgeber wurde in seiner 10. Auflage stark erweitert und mit der gründlichen Behandlungsweise vieler Krankheiten ergänzt, z.B. Malaria, Hepatitis, Typhus, Gelbfieber, Chagas, japanische Meningitis, Rocky Mountains Fieber u.v.a. sowie kleinere Übel, wie Befall von Kritschi, Tropenschnupfen usw. Die neuesten Erkenntnisse der Autoren sind integriert worden. Randspalten und zahlreiche Abbildungen machen diesen Ratgeber zu einem übersichtlichen und praktischen Begleiter.

Als zusätzliche Lektüre eignet sich der Ratgeber bei Notfällen für den gesundheits- und umweltbewußten Reisenden.

Jetzt 144 Seiten *10. Auflage 1998*

Der neue Reiseratgeber ist auch als CD-ROM erhältlich.

Nr. 3

IMPFSCHÄDEN

Impfung stellt immer einen Anschlag auf das Immunsystem dar und kann zu schweren gesundheitlichen Schäden führen. Diese möglichen Impffolgen werden ausführlich u.a. von Dr. Buchwald geschildert und statistisch erfaßt. Aus homöopathischer Sicht wird aufgezeigt, wie sich die herkömmliche Impfung auf unseren Organismus auswirkt. Wir möchten vor allem Eltern darüber aufklären, was sie über die Impfung und ihre Kontraindikationen wissen sollten.

Weiteres aus dem Inhalt:

Impfungen können die homöopathische Behandlung blockieren, Impfblockaden, schwere Impfschäden (Dr. Buchwald), Risiken des Tine-Tests, Impfstoffzusätze und Impffolgen, Rechtshilfe. *72 S., 5. Aufl. 1999*

Nr. 4

HOMÖOPATHISCHE PROPHYLAXE

Das Thema Impfen und die Risiken werden uns immer bewußter. Viele Eltern möchten ihre Kinder nicht mehr dem hohen Risiko von Nebenwirkungen und dauerhaften Schädigungen aussetzen. Andererseits wollen sie ihre Kinder auch nicht ungeschützt lassen. Die Homöopathie bietet eine bewährte Alternative für einen sanften Schutz vor Kinderkrankheiten durch Nosoden, Hauptmittel und spezielle Epidemiemittel.

Weiteres aus dem Inhalt:

Tetanusschutz, Hintergründe zur Hib-Impfung, Appelle gegen die Impfpflicht, Impffragebogen, Folgen einer MMR-Impfung, Bildung von Diphtherie-Antitoxinen nach homöop. Prophylaxe *36 Seiten 6. Aufl. 1999*

Nr. 5

GRIPPE

Hier geht es um die Behandlung der echten Grippe (Influenza), die einen wesentlich schwereren Krankheitsverlauf hat als eine normale Erkältung. Eine wichtige Voraussetzung liegt in der Stärkung des Immunsystems. Der homöopathische Schutz vor Grippe, Ernährungs- und Verhaltensratschläge, die Rolle des heilsamen Fiebers, die sanfte und nebenwirkungsfreie Grippe-Behandlung sowie die Nachbehandlung werden in diesem Ratgeber erläutert.

Weiteres aus dem Inhalt:

Zungendiagnostik zur Mittelwahl, Wesen des tuberculinischen Miasmas, Risiken der Grippe-Schutzimpfung

39 Seiten *3. Auflage 1999*

Lage & Roy

HOMÖOPATHISCHE RATGEBER

Ravi Roy und Carola Lage-Roy

Nr. 6

SCHWANGERSCHAFT

Durch die heutige Medizin fühlen sich Schwangere in zunehmendem Maße verunsichert. Gerade in der sanften und nebenwirkungsfreien Schwangerschaftsbehandlung liegt eine Domäne der Homöopathie. Es können eigene Schwächen bearbeitet werden, um dem Kind eine gesunde Basis für das Leben zu bieten. Die am häufigsten von Frauen gestellten Fragen werden beantwortet. Medikamente und ihre möglichen Folgen werden übersichtlich aufgeführt.

Weiteres aus dem Inhalt:

Häufige Schwangerschaftsbeschwerden wie Übelkeit und Durchfall, Risiken von Routineuntersuchungen, Ultraschall, Mikrowelle und Bildschirmarbeit, Fallbeschreibungen: Placenta praevia und Unterversorgung des Foetus, Ernährung *72 Seiten 4. Auflage 1999*

Nr. 9

SÄUGLING-WOCHENBETT

Dieser Ratgeber wendet sich vor allem an junge Mütter, Väter, Geburtshelfer und Großeltern, die mit Rat und Tat der jungen Familie zur Seite stehen möchten. Wichtigen Beschwerden und Krankheitszustände des Neugeborenen und der Wöchnerin wie auch das Thema „Stillen" und die damit verbundenen Probleme werden ausführlich behandelt. Erstmals beschreiben wird die „Indische Wochenbettmassage". Sie stellt eine wertvolle Hilfe für die Wöchnerin nach der Geburt dar.

Weiteres aus dem Inhalt:

Nachwehen, Wochenbettfluß, Uterusrückbildung, Wochenbettdepression, Brustentzündung, Durchfall, Verstopfung, Urinverhalten, geburtsbedingte Verletzungen, Plötzlicher Kindstod, Rachitisprophylaxe, Gelbsucht, Krämpfe, Impfen, Öleinreibung für das Baby. *160 Seiten 2. Auflage 1998*

Nr. 8

GEBURT

Der Wunsch nach einer natürlichen Geburt setzt sich immer mehr durch. Dieser Ratgeber möchte werdenden Müttern, sowie Hebammen und Geburtshelfern die nötigen Informationen geben, um diese Vorstellungen Wirklichkeit werden zu lassen. Die Homöopathie steht hier hilfreich zur Seite. Ausführlich wird die Behandlung der „Eklampsie" geschildert.

Weiteres aus dem Inhalt:

Ernährung, Geburtsphasen, Hausgeburt, Gefahren der Routinemaßnahmen, Dammschutz, Kaiserschnitt, Steißlage, Wehenschwäche, Ultraschall, Toxoplasmoseschutz, Erfahrungsberichte

40 Seiten 3. Auflage 1995

Nr. 10

KINDERKRANKHEITEN

Kinderkrankheiten dienen dazu, das Leben besser zu meistern und stärken das Selbstvertrauen. Dieser Ratgeber möchte Eltern und Therapeuten helfen, Kinderkrankheiten richtig zu verstehen und sie befähigen, den Heilungsprozeß mit homöopathischer Hilfe zu unterstützen.

Empfehlenswert zu diesem Ratgeber ist die Broschüre Nr. 4 „Die homöopathische Prophylaxe".

Weiteres aus dem Inhalt:

Scharlach, Masern, Windpocken, Röteln, Mumps, Keuchhusten

56 Seiten 4. erweiterte Auflage 1999

Lage & Roy

HOMÖOPATHISCHE RATGEBER

Ravi Roy und Carola Lage-Roy

Nr. 11

ZÄHNE

Zahnverfall muß nicht sein! Dieser Ratgeber vermittelt Ihnen Informationen für die Gesunderhaltung Ihrer Zähne. Durch die ganzheitliche homöopathische Behandlung können Sie Karies und Zahnstein verhindern sowie Kieferfehlstellungen korrigieren. Schwerpunktmäßig wird die Kariesprophylaxe bei Kindern behandelt, außerdem die homöopathische Ausleitung von Amalgam, Palladium und Gold.

Weiteres aus dem Inhalt:

Fluorproblematik, Angst vor dem Zahnarzt, Begleittherapie bei chirurgischen Eingriffen, Ausleitung von Betäubungsmitteln, schmerzlindernde Mittel, Versiegelung der Zähne, Zahn- und Mundpflege, Schutz vor Röntgenstrahlen, Amalgam und die möglichen Probleme, Symptome der Amalgamkompenenten.

80 Seiten 2. erweiterte Auflage 1996

Nr. 12

GRUNDLAGENWISSEN

„Similia similibus curantur“ - „Ähnliches wird durch Ähnliches geheilt!“ In diesem Heft wird das Lebenswerk Samuel Hahnemanns gewürdigt und seinen schweren und fruchtbarer Weg vom unzufriedenen Schulmediziner zum Begründer der Homöopathie geschildert. Die überarbeitete Ausgabe beinhaltet eine Einführung in die Grundlagen der Homöopathie und geht auf die immer noch bestehenden Vorurteile ihr gegenüber detailliert ein.

Weiteres aus dem Inhalt:

Lebensstationen Hahnemanns, die Ehe mit Melanie, berühmte Schüler, Anekdoten, eine homöopathische Kriminalgeschichte, Interview mit Hahnemann aus heutiger Sicht. *96 Seiten 4. erweiterte Auflage 1997*
(Vormaliger Titel „200 Jahre Homöopathie“)

Nr. 13

RADIOAKTIVITÄT, OZON UND SONNE

Dieser Ratgeber, der nach Tschernobyl entstand, ist jetzt um zwanzig Seiten erweitert und aktualisiert worden. Er enthält neue Arzneimittelprüfungen über X-Ray (Röntgenstrahlen) und Plutonium sowie das ausführliche Arzneimittelbild von Radium bromatum, welches durch zahlreiche Fallbeispiele belegt wird. Angesichts der steigenden Ozonbelastung werden einige Mittel zum Schutz vor Sonne und Ozon aufgeführt.

Weiteres aus dem Inhalt:

Verschiedene natürliche Dekontaminationsmethoden, Strahlenschäden nach Krebsbehandlung, radioaktive Belastung in Haus und Garten, Ernährung und allgemeine Verhaltensmaßnahmen, Adressen von Meßstellen *72 Seiten 5. Auflage 1998*

Nr. 14

NEURODERMITIS

Die Neurodermitis hat sich in den letzten Jahren immer mehr verbreitet. Vor allem Kinder leiden oft sehr darunter. Die Homöopathie bietet Möglichkeiten, dieses als schwer heilbar geltende Leiden zu lindern und zu heilen. Auf den Einfluß von Impfungen, besonders der Polioimpfung, wird ausführlich eingegangen.

Weiteres aus dem Inhalt:

Allgemeine Maßnahmen und Tips bei jukkenden Hautausschlägen, wichtige homöopathische Mittel, Zusätze in Lebensmitteln als Allergieauslöser, Interview: Homöopathie und klinische Ökologie, Erfahrungsberichte und Fallbeschreibungen

40 Seiten 3. erweiterte Auflage 1997

HOMÖOPATHISCHE RATGEBER

Ravi Roy und Carola Lage-Roy

Nr. 15

IMPFFOLGEN UND BEHANDLUNG

Eine hochinteressante Lektüre für alle Menschen, welche die Polio- und Tetanusimpfung bekommen haben. Erstmals wird beschrieben, wie mit Hilfe der homöopathischen Nosoden-Therapie Rückschlüsse auf Impfauswirkungen auf den seelischen Bereich gezogen werden können. Viele Impfschäden werden als „leicht bezeichnet“ und sind daher kaum zu beweisen. Hier werden Sie über die homöopathischen Möglichkeiten der Behandlung von Impfschäden informiert. Die Impfnosoden haben sich als wichtige Konstitutionsmittel herausgestellt.

Weiteres aus dem Inhalt:

Neue Arzneimittelprüfungen: Polio- und Tetanusnosode; Impfschäden wie z.B. Neurodermitis, Allergien, Autismus; BCG-Impfung; neues über Pasteur

56 Seiten *3. Auflage 1997*

Nr. 16

MENSCH UND TIER

Dieses Buch über die homöopathische Behandlung von Hunden, Katzen und Pferden erfreut alle Tierfreunde. Die wichtigsten Katzen- und Hundekonstitutionstypen werden herausgearbeitet, die Möglichkeit einer tiereiweißarmen Ernährung erläutert, die Impffrage und Wurmtherapie aus anderem Blickwinkel gesehen, über eine Begleittherapie bei Kastration und Sterilisation sowie über das Vermeiden von Verhaltensstörungen berichtet.

Weiteres aus dem Inhalt:

Miasmatische Grundlagen des Fleischverzehrs. Qualzüchtung; Ungezieferbefall; Fallbeschreibungen; LM-Potenzen in der Konstitutionsbehandlung der Pferde; Tollwutprophylaxe. *160 S.* *2. Auflage 1997*

Nr. 18

VÖGEL, GEFLÜGEL UND ZIERVÖGEL

Dieses Heft beinhaltet nicht nur die wichtigsten Krankheiten der Vögel und ihre homöopathische Behandlung, sondern versucht auch, die Bedeutung der Vögel für uns Menschen neu zu beleuchten. Durch in der Regel 14maliges Impfen des Geflügels sind Fleisch und Eier hoch belastet.

Nebenwirkungsfreie Alternativen zur herkömmlichen Krankheitsprophylaxe werden aufgezeigt.

Weiteres aus dem Inhalt:

Parasiten, Durchfall, Schnabelschwamm, Schnupfen, Allergien, Federrupfen, Seuchenprophylaxe auf Straußen- und Hühnerfarmen, spirituelle Erlebnisse

82 Seiten *1. Auflage 1995*

Nr. 19

SCHULSCHWIERIGKEITEN

Dieser Ratgeber wendet sich insbesondere an Eltern, Lehrer und Erzieher. Er zeigt anhand zahlreicher Arzneimittelbilder und Fallbeschreibungen auf, wie Kindern das Lernen mit Hilfe der Homöopathie erleichtert werden kann.

Die folgenden Themen bilden den Kern des Ratgebers:

Konzentrationsschwierigkeiten, Angst oder Unlust vor der Schule, Probleme in der Pubertät, Depressionen, Rechtschreibschwäche, Schwierigkeiten in Mathematik, Geschichten aus dem Schulalltag, Fallbeispiele. *112 Seiten* *1. Auflage 1998*

A. und D. Pulford / Ravi Roy

Pneumonie

Lungenentzündung homöopathisch behandeln

1998, 192 Seiten, gebunden

In einer Zeit, in der die Menschen immer resistenter gegen Antibiotika werden, kommt der Behandlung der Lungenentzündung mit Homöopathie eine zukunftsweisende Bedeutung zu. Den Kern dieses Buches bildet eine Materia Medica, in der die wichtigsten Mittel bei Pneumonie von Drs. Pulford vorgestellt werden, die Ende des letzten Jahrhunderts gelebt haben. Ein übersichtlich angeordnetes Repertorium erleichtert vor allem im Notfall die Suche nach dem richtigen Heilmittel. Ergänzt wird das Buch durch eine Arzneimittellehre von den bekannten Homöopathen Farrington, Nash und Tyler.

- Dieser Aufsatz von Ravi Roy über den miasmatischen Hintergrund der Lungenentzündung ist für die Behandlung von großem Wert!
- Roy gibt Therapievorschläge, wie man die schädlichen Folgen von Antibiotika abmildern und die Gesundheit nach einer Antibiotikabehandlung mit Hilfe der richtigen Ernährung und spezieller homöopathischer Mittel wieder aufbauen kann.

Herbert A. Roberts

Repertorium der Empfindungssymptome

„Als-ob-Symptome" in der Homöopathie

1998, 400 Seiten, gebunden

Dieses Repertorium der Als-ob-Symptome ist einzigartig, weil der Großteil der Symptome in keinem Index, auch nicht in den erweiterten Repertorien auf der Basis von Kent, die zum Teil nur auf Englisch zu erhalten sind, zu finden ist.

Es kann immer wieder vorkommen, daß die normale Repertorisation das Similimum nicht herauskristallisiert. Besonders in solchen Fällen bietet dieses Spezialrepertorium einen Anhaltspunkt für ein ähnliches Mittel, welches im großen Repertorium fehlt oder in der Repertorisation nicht so deutlich erscheint. Das vorliegende Repertorium „Als-ob-Symptome" versucht, diese Lücken zu schließen. Es ist eine hervorragende Hilfe zum Finden des Similimums.

! Es ist das umfangreichste deutschsprachige Repertorium der Als-ob-Symptome.

Ravi Roy und Carola Lage-Roy

FORSCHUNGSSKRIPTEN

Supervisionsprotokolle über zwei Jahre

208 Seiten, Leinen gebunden, mit Goldprägung

Die Forschungsskripten sind aus den Protokollen des Arbeitskreises von 1989-91 entstanden. Unter der Leitung von Ravi Roy und Carola Lage-Roy fand eine Supervision statt, wobei die Schüler ihre schwierigen Fälle vorstellten und grundlegende Fragen diskutiert wurden. Aus den Fällen und Diskussionsrunden entstand eine Fülle von wertvollen Informationen, nach denen man oft lange sucht.
Mit diesem Band möchten wir Ihnen einen Einblick in die Vorgehensweise der homöopathischen Behandlung mit LM-Potenzen und Hochpotenzen vermitteln, Unterschiede und Ähnlichkeiten der Mittel vergleichen und die Wesen der Mittel näher vorstellen.
Gerade für den Anfänger ist es oft nicht einfach, sich in dem unendlichen Wissensschatz der Homöopathie zurechtzufinden. Anhand dieser Fallbesprechungen können Sie sich mit der Theorie und Praxis der Homöopathie vertraut machen.

31 Fallbesprechungen

Aus dem Inhalt:

- 25-jährige Frau: Urticaria
- 21-jährige Frau: Bulimia nervosa
- 8-jähriges Mädchen: Neurodermitis
- 61-jähriger Mann: Asthma

Möchten Sie gerne wissen...

- *Welche Potenzen sich bei Hautausschlägen bewährt haben? (Seite 174)*
- *Wann Placebos eingesetzt werden können? (Seite 152)*
- *Was eine positive Reaktion ist? (Seite 79)*
- *Welche Menschen C-Potenzen besser als LM-Potenzen vertragen? (Seite 31)*
- *Warum man bei Neurodermitis nicht ohne weiteres Tuberculinum als erstes Mittel einsetzt? (Seite 59)*

...dann sollten Sie gleich die Forschungsskripten bestellen!

Lage & Roy

Selbstheilung durch Homöopathie
Das Hausbuch für die ganze Familie
Droemer Knaur Verlag, München, 416 Seiten

Kranke Kinder mit Homöopathie behandeln
Schwerpunktthema: Impfung
Droemer Knaur Verlag, München, 496 Seiten

Homöopathie für Mutter und Kind
Alle Probleme bei Schwangerschaft, Geburt und Wochenbett
Goldmann Verlag, München, 352 Seiten

Erste-Hilfe-Homöopathie
Operationen, Verletzungen, Reisen
Goldmann Verlag, München, 304 Seiten

Homöopathischer Ratgeber Nr. 20
Arzneimittelwesen
Der schon lange erwartete Ratgeber über die Arzneimittelbilder liegt nun vor! Hier werden die Wesen der homöopathischen Mittel genau lebendig und einprägsam wie in den Seminaren von Ravi Roy dargestellt. Die Symptomenkomplexe, wichtigsten Merkmale und charakteristischen Symptome sind detailliert ausgearbeitet.

Das Wunder der unsichtbaren Kraft
Erfahrungen einer homöopathischen Hausärztin von Dorothy Shepherd
Für Laien wie auch für Therapeuten ein Buch von unschätzbarem Wert.